Academic Writing, Presentation,
& Research Methods

Takahiro Higuchi

研究的思考法

想いを伝える技術

樋口貴広

はじめに

想いの伝達に研究の知識を生かす

　本書では，自分の想いを自分の言葉でしっかり伝えるために役立つ研究の知識を紹介します．ここで言う"想い"とは，ものごとや問いに対する自らの考えです．「最近仕事が忙しかったから，今日はとても眠い」というのも，想いの例ではありますが，本書ではこうした想い（≒気持ち）の伝達を対象とはしていません．「○○という問題に対して，私は＊＊と考える」といったスタイルで展開される想い（＝意見・主張）を，研究の知識を活用してクリアーに伝えることについて考えていきます．「研究領域において実践される作法に沿って，自分の考えを整理し，他者に伝わる形式で表現するための一連の思考プロセス」を，本書では研究的思考法と表現しています．

　同じ話をしていても，わかりやすく伝えられる人とそうでない人がいます．ほぼ同じ内容に見える文書でも，書き手の伝えたいメッセージがすぐにわかる文書とそうでない文書があります．次の2つのポイントが，わかりやすいメッセージになるかどうかを決めると筆者は考えています．大事な情報は何かを理解していること，そして，大事な情報を適切なタイミングで（大抵の場合，話の冒頭で）提示するスタイルをとっていることです．自分自身の考えを正確に，かつわかりやすく伝えられるスキルは，あらゆる場面で万能です．この万能なスキルの獲得に，研究の知識を活用しようというわけです．

　本書では2つの知識について重点的に解説します．第1の知識は，学術的文書を書く際の作法である「パラグラフ・ライティング」の知識です．主と

して，情報の配置についてのルールを教えてくれます．第2の知識は，研究の作法である「研究法」の知識です．論文発表や学会発表において，何が大事な情報かについての指針を与えてくれます．これら2つの知識を通して，「思考をパラグラフ化し，自分の意見・主張を最初に伝え，それに続けて根拠を述べること（必要に応じて科学的根拠を使えること）」……これが，研究の作法に沿って想いを伝える技術です．

パラグラフ・ライティングは，意見文（論文）を書くための基礎知識です．研究に特化したものではありません．入試などで小論文を書いたことがある人ならば一度は触れたことのある知識です．研究においても，自分の意見を適切な形で主張するために欠くことのできない，大事な一翼を担っています．

本書の特色は，パラグラフの概念を思考の整理に使うことにあります．パラグラフの本質を理解すると，「想いを伝える際は，"意見・主張"＋"根拠"のセットで伝えること」，そして「意見・主張から先に伝えること」の重要性が理解できます．仕事で何かを考える際には，パラグラフの概念に沿って考えます．そのうえで，書く時だけでなくスピーチでも，パラグラフの形式に沿って表現することを目指します．

一方，研究法の知識は研究特有の知識です．ともすれば，研究に関心のない方々にとって価値のない知識と捉えられる懸念もあります．しかし，リハビリテーションに従事されるセラピストにとって，無価値ということはありません．症例検討のように，客観的に状況を判断し，他者に報告する場面では不可欠な情報です．研究法に関する最低限の知識がないと，何が大事な情報なのかを見定められず，適切な情報を提供できないからです．本書では研究法の知識のうち，「たとえ研究そのものには興味がない人でも，最低限知っておいてほしい知識」に絞って紹介します．

読者対象

本書の活用方法はさまざまです．筆者の立場から，こんな方々にもご活用いただきたいという一例を示します．

はじめに

- 自分ではよくできたと思ったはずの文書が，他者に評価してもらえないと感じている方
  ➡ 意見・主張が明示できていない場合や，大事な情報がわかりにくい位置に配置されている場合に，書き手のメッセージが読み手に伝わりにくくなる．構成を見つめ直すための参考にしていただきたい．
- 自分の想いを文書やプレゼンテーションにしてみると，なぜかそれがうまく伝わらない（自分で読んでも面白くない）と感じる方
  ➡ 伝えたいことを1つに絞り込んでいないうちに形にしてしまうと，その仕上がりに自分自身がしっくりこないことがある．伝えたいことを1つに絞り込むために役立つ知識として，パラグラフの概念をご参照いただきたい．
- 文献の速読が苦手な方
  ➡ パラグラフの概念を理解すると，短時間で書き手の執筆意図をつかめるようになる．文書の細部を飛ばし読みしても概要を理解できるようにするために，重要な情報の配置ルールについてご理解いただきたい．
- 初めて論文を投稿する方や，これから学位論文に臨む学生諸氏
  ➡ 審査者や指導教官が論文を審査する際，どのような点に着目しているかを知っていただきたい．
- 多くの学生の論文指導に苦労されている先生
  ➡ 経験的に，多くの学生が論文執筆において同じ問題でつまずく（言葉や数字はたくさん並んでいるが，結局何が言いたいかが伝わらない）．そのたびに同じ指摘を繰り返すことで，指導者側が疲弊することもある．このような状況を回避するため，学生に事前に提示する参考書としてご活用いただきたい．
- 実習生のレポート指導などを担当される方
  ➡ 文書をチェックする際に何を評価するか，また文書改善のために何を提案するかの検討にお役立ていただきたい．

研究に関心があるものの，大学院などで専門的に学ぶのは困難という方々に，本書が役立てば幸いです．筆者は心理学・認知科学を専門とする立場と

して，大学院教育にかかわってきました．どんなに研究に対する志が高くても，職場や家庭の事情で大学院に通うことができないセラピストは大勢いらっしゃいます．そうした方々を念頭に，大学院教育における教員と学生のやり取りを疑似体験できる内容を意識して執筆しました．

また本書は，これから大学院進学を目指す方々に，「大学院では研究を通して知識やデータを得るだけでなく，思考のプロセスを徹底的に磨いてほしい」というメッセージを伝えることも意識しました．たとえ最先端の技術を駆使して数値データを得たとしても，それだけでは研究は成立しません．その数値データに基づき，意見・主張を述べることで，研究が成立します．意見・主張を明確に述べるためには，自分の思考を徹底的に整理する必要があります．取り扱うデータが多くなるほど，思考の整理は難しくなります．特に経験が浅い頃は，データをとることで手一杯になり，思考の整理が後回しになりがちです．せっかく大学院に進学するのなら，データをとるための知識だけでなく，データに基づき自分自身の意見・主張を形成し，表現するスキルを磨いてほしいというメッセージを，本書に込めました．

本書を契機に，「パラグラフ・ライティングや研究法を本格的に勉強してみたい」と感じる読者諸氏が1人でも多く増えてほしいと願っています．

目　次

はじめに ……………………………………………………………………… *iii*

第1章　研究的思考法

第1節　研究的思考法とは　*2*
研究を教育する立場から ………………………………………… *2*
研究的思考法 ……………………………………………………… *3*
研究法ではなく研究的思考法 …………………………………… *4*
研究＝数値データを得ることではない ………………………… *6*
数値データだけの発表はつまらない …………………………… *6*

第2節　大事なことを先に伝える　*9*
"大事なこと"とは何かを理解する ……………………………… *9*
事実＋解説で情報に意味をもたせる …………………………… *12*
大事なことを先に伝える ………………………………………… *13*
本書の構成 ………………………………………………………… *18*
<コラム> 事実の情報そのものが面白い「特別な場合」……………… *10*
<コラム> 日本人は「大事なことを先に伝える」のが苦手？ ……… *17*

第2章　意見伝達の型—パラグラフ・ライティングに学ぶ

第1節　パラグラフの概念　*24*
パラグラフ構成のルール ………………………………………… *24*
ルール1：1つのパラグラフでは1つのトピック（話題）
だけについて論じる ……………………………………………… *26*
ルール2：パラグラフ内の配置によって，各文に明確な
役割分担をもたせる ……………………………………………… *27*
ルール3：パラグラフの冒頭に，パラグラフにおける意
見・主張を書く努力をする ……………………………………… *30*

第2節 パラグラフから文書へ　　　　　　　　　　　　　　33

- 文書におけるパラグラフの役割 ……………………………………… 33
- 読んで実感：パラグラフを作ることの重要性 ……………………… 37
- 長い文書の管理 ………………………………………………………… 45
- **コラム** あえて文書にハイライトをつけるならば…… …………… 44

第3節 パラグラフ・リーディング　　　　　　　　　　　　　　48

- 英文エッセイの構成が短時間で理解できる ………………………… 48
- センター試験の英文エッセイに挑戦 ………………………………… 50
- 解説：英文エッセイ …………………………………………………… 52
- **コラム** ざっと読む：スキミングとスキャニング ………………… 55

第3章　思考と表現の整理—パラグラフ・ライティングの実践

第1節 大事なことを絞り込む　　　　　　　　　　　　　　　　60

- 身近な話題でエッセイを書く ………………………………………… 60
- 時間的制約の中で書かれる典型的なエッセイ ……………………… 61
- 意見・主張を1つに絞る ……………………………………………… 63
- 関連要素をたくさん書く≠意見・主張 ……………………………… 65
- 大学生のエッセイ事例から …………………………………………… 67
- **コラム** 1つの発表や論文で言えることは1つ …………………… 72

第2節 大事なことを際立たせる　　　　　　　　　　　　　　　73

- どっちつかずの意見・主張を避ける ………………………………… 73
- テーマに対する視点を明確にする …………………………………… 75
- 根拠をわかりやすく明示する ………………………………………… 76
- 想いが先走るのを避ける ……………………………………………… 79
- **コラム** 想いを伝えることを忘れない ……………………………… 82

第3節 表現の整理　　　　　　　　　　　　　　　　　　　　　83

- 重要語句・専門用語の統一 …………………………………………… 83
- 文書の中で使用する用語を自分で決める …………………………… 85

表現用語の使い分け ……………………………………… *86*
　　　表現用語により大きく変わる印象 ………………………… *87*
　コラム　簡潔な表現 …………………………………………… *89*

第4章　科学的根拠―研究法入門

第1節　因果関係の推定　*94*
　　　科学的根拠と研究法 ……………………………………… *94*
　　　相関関係と因果関係 ……………………………………… *96*
　　　因果関係を推定する：実験法の考え方 ………………… *99*

第2節　因果関係推定のための事前対策　*103*
　　　順序効果 …………………………………………………… *103*
　　　繰り返し測定での注意点 ………………………………… *107*
　　　異なる対象者間の比較 …………………………………… *108*
　　　何を統制するかで主張が決まる ………………………… *110*
　コラム　大学院生時代の失敗 ………………………………… *112*

第3節　平均値の差の検定　*114*
　　　検定の意義 ………………………………………………… *114*
　　　統計的仮説検定 …………………………………………… *115*
　　　ばらつきに左右される平均値 …………………………… *118*
　　　平均値の差の検定における注意点 ……………………… *121*
　　　まとめ：研究法への関心 ………………………………… *125*
　コラム　シングルケース研究 ………………………………… *127*

第5章　プレゼンテーション―パラグラフの概念を生かす

第1節　パラグラフの概念の活用方法　*132*
　　　スライドをパラグラフの概念に沿って作る …………… *132*
　　　プレゼンテーション全体の構成 ………………………… *134*

構成の自由度が高い導入のスライド ················· *135*
　　　メインボディはパラグラフの概念に忠実に ············· *138*
　　　結論は意見・主張（再掲載）とメッセージで構成 ········· *138*
　コラム　意見・主張から派生するメッセージ：あえて制約に触れる意味 ······· *141*

第2節　わかりにくさの改善　　　　　　　　　　　　　　*142*

　　　結局何が言いたいの？ ····························· *142*
　　　意見・主張が明示されていない ····················· *143*
　　　提示した情報に基づく意見・主張が自明とは限らない ····· *146*
　　　口頭での説明を過信しすぎている ··················· *148*
　　　アニメーション機能の利用により瞬間提示になってしまった
　　　 ··· *149*
　　　意見・主張が情報に埋もれている ··················· *149*
　コラム　発表に対するコメントにも配慮を ··················· *152*

第3節　スピーチで伝える　　　　　　　　　　　　　　　*153*

　　　質疑への対応 ····································· *153*
　　　話し言葉と書き言葉 ······························· *155*
　　　話し言葉の長さ ··································· *156*
　　　"間"を挟む ······································· *157*
　　　実例：スピーチのための台本作り ··················· *159*
　コラム　言いよどみのなさすぎるスピーチ ··················· *159*

第6章　論文で伝える―データの発表

第1節　データ発表型論文のポイント　　　　　　　　　　*166*

　　　データ発表型論文と総説型論文 ····················· *166*
　　　3つのポイント ··································· *167*
　　　ポイント1：なぜ研究するのか ····················· *170*
　　　ポイント2：誰に読んでもらうのか ················· *171*
　　　ポイント3：予想した結果が得られたか ············· *172*
　　　大事な情報を言葉にしておく ······················· *172*

	コラム 書くために読む ……………………………………………………	*176*
第2節	タイトル・要約	*177*
	タイトルと要約 ……………………………………………………………	*177*
	タイトルの事例 ……………………………………………………………	*178*
	要約のポイント ……………………………………………………………	*181*
第3節	目　的	*183*
	目的と考察をセットで考える ……………………………………………	*183*
	遠すぎる総論を書かない …………………………………………………	*184*
	何がわかっていて，何がわかっていないか ……………………………	*185*
	「先行研究がない」という主張は慎重に ………………………………	*187*
	引用文献が多すぎると感じる場合 ………………………………………	*190*
	引用が不足していると感じる場合 ………………………………………	*193*
	コラム 新規性，独創性が高い論文ほど先行研究をよく調べている ………	*189*
	コラム バイブル的な文献を作らない ……………………………………	*195*
第4節	方法・結果・考察	*196*
	方法にも解説の意識が必要 ………………………………………………	*196*
	研究対象・手続き・測定内容と分析 ……………………………………	*197*
	結　果 ………………………………………………………………………	*199*
	考察：仮説が支持された場合 ……………………………………………	*201*
	考察：仮説が支持されなかった場合 ……………………………………	*202*
	コラム 有意差に振り回されない …………………………………………	*204*

おわりに ………………………………………………………………………… *209*
索　引 …………………………………………………………………………… *211*

第 1 章　研究的思考法

第1章 研究的思考法

第1節
研究的思考法とは

研究を教育する立場から

　筆者が大学で研究の教育に携わるようになって，10年以上が経ちました．多くのセラピストを大学院生（もしくはそれに準ずるスタッフ）として受け入れ，研究をサポートする機会を得ました．彼らの多くは，社会人大学院生として，臨床勤務を続けながら大学院に通います．臨床の激務を終えた後で，気持ちを切り替えて研究に没頭するのは，簡単なことではありません．重労働に耐えかねて，大学院をリタイアしてしまうケースもゼロではありません．
　そうした状況を目の当たりにしてもなお，筆者は，研究に対する志が高いセラピストがいらっしゃれば積極的に受け入れ，サポートしたいと思っています．大学院に通う意義は，決して修士号・博士号という資格の取得だけにあるのではありません．また，データを測定する科学的手法を獲得することにもとどまりません．自分の意見・主張をわかりやすく伝えられるという，あらゆるコミュニケーション場面で武器になる技術が獲得できることにあります．
　わかりやすく伝えられる技術は，表現手法という意味に限局されません．むしろ，「自分が本当に言いたいことは何か」「聞き手（読み手）が本当に知りたい情報は何か」を自問自答するための技術といった方が適切です．思考の整理や表現の洗練化のために，研究の知識が役立つというのが本書の主張です．
　佐藤[1]は，「問いを立てて，調べ，考え，表現するというプロセスは，大学

初年次でも,博士論文執筆過程でもいっこうに変わらない.このプロセスを何度も繰り返すことによって,私たち人間は知的に成長できるものだと考えている」と述べました.「問いを立てて,調べ,考え,表現すること」が,まさに研究のプロセスです.研究経験が知的成長につながると信じるからこそ,どんなに大変でも研究をする価値があるのだと,筆者は信じています.

研究的思考法

「はじめに」でも述べたように,研究的思考法とは「研究領域において実践される作法に沿って,自分の考えを整理し,他者に伝わる形式で表現するための一連の思考プロセス」を指します(**図 1-1**).研究的思考法が身につくと,"思考のパラグラフ化"ともいうべきスタイルで思考が整理でき,その結果として想いがクリアーに伝わりやすくなると筆者は考えています.

意見・主張をクリアーに伝えるためには,第一に,伝えるべき大事な情報を1つに絞り込む必要があります.そのためには,本当に言いたいことは何

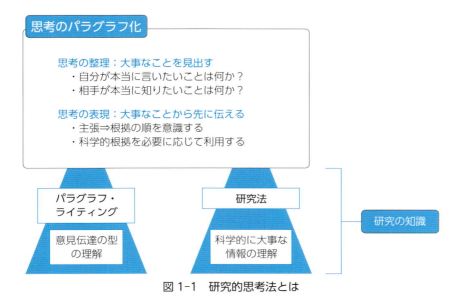

図 1-1　研究的思考法とは

かを，自分自身で理解することが必要です．"あれもこれも言いたい！"という状態では，大事な情報を1つに絞り込めておらず，思考の整理が不十分です．さまざまな情報の中で本当に自分が伝えたい情報を特定し，すべての情報をその大事な情報に結びつけていきます．

　大事な情報を絞り込むためには，聞き手（読み手）がどのような情報を期待しているのかについても，十分な理解が必要です．同じ内容を話す場合でも，相手の興味関心に合わせて話し方や情報提示の方法を調整したほうがよい場合がほとんどです．相手にとって大事な情報が何かについても真摯に検討し，大事な情報を見出していきます．

　意見・主張が定まったら，その根拠を明確にします．想いを伝える際は，「意見・主張」＋「根拠」のセットで伝えることを常に意識しましょう．必要に応じて科学的情報を根拠として活用することで，根拠の客観性や説得力を高めていきます．また，整理された自分の想いを聞き手（読み手）に伝える際には，意見・主張から先に伝え，その後で根拠を述べるという順番を意識します．

　研究的思考法を身につけて目指すゴールの1つは，自分の意見・主張をプレゼンテーションや論文といった形で公表することにあります．形にして残すことで，多くの人にメッセージを届けられる可能性が広がります．努力して英語化した論文が，世界のどこかで引用され，役に立つこともあります．そうした素晴らしい体験を夢見ながら，思考を整理し，表現を洗練させる努力を続けていくのです．

研究法ではなく研究的思考法

　実は，筆者が出版社から依頼を受けたのは，「研究法の本」の執筆でした．この依頼を受けた時とっさに筆者は，研究法ではなく，研究的思考法の本を書きたいと思いました．研究法の本は，文字通りいえば研究をするための本です．読者対象は研究をする人，もしくは研究を志している人です．逆にいえば，研究を志さない人にとっては，読む必要性のない本と捉えられる懸念があります．本書を研究的思考法の本としたのは，本格的に研究を志さない

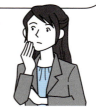

図1-2 研究法ではなく研究的思考法

人であっても,研究法を学ぶ意義があることをご理解いただきたいと考えたからです(図1-2).

　実際,セラピストの方々であれば研究に触れる機会は数多く存在します.院内外での各種勉強会(症例検討,文献抄読会,講演)に参加し,研究に関する情報を学んだり,発信したりすることも多いでしょう.自分自身が発表者となる場面では,どのように発表を組み立てるか,どのように情報を整理するのか,どのような関連情報について事前に調べておくのかについて,研究法が道しるべとなります.

　さらに,情報の受け手として他者の情報を聞く場面にも,研究法は有益です."最新の研究成果"のうたい文句を鵜呑みにすることなく,自分の眼で情報の客観性を見極めるために,どのようなポイントに着目すべきなのか……こうした疑問に答えるための情報が,研究法には詰まっています.研究の知識をできるだけ多くの人に届けたいという想いから,研究法ではなく研究的思考法という言葉にこだわりました.

研究＝数値データを得ることではない

　研究的思考法という言葉を用いた理由がもう1つあります．それは，研究の知識が思考の整理に役立つことを強調したかったという理由です．研究の主目的は数値データの取得だと誤解されることがあります．しかし厳密にはそうではありません．調査や実験を通して得られた数値データは，情報の客観性を保証するための，いわば道具です．

　迫と徳永[2]は，「研究とは，学問的，知的関心を出発点として問題設定を行い，リサーチによって自己の見解を形成していくこと」と定義しています．彼らの定義からもうかがえるように，研究で一番大事なのは，数値データをとることではなく，数値データに基づいて自己の見解を形成し，それを意見・主張として提示することにあります．

　臨床を進めていく中で浮かび上がるさまざまな問題があります．リハビリテーション対象者をどのような手法で評価するのか，評価によって得られた数値情報をどのように解釈するのか，評価に基づき現状の問題をどのように捉えるのか，問題改善のためにどのような方法を選択するのか，介入における総試行数や強度をどのように設定するのか……．こうした問題に対して自分なりの決断を下すために，数値データは有効です．しかし，データそのものが答えを教えてくれるわけではありません．その数値データを根拠として，自らがその問題に対して判断を下します．データが主役なのではなく，自分自身の意見・主張が主役なのです．

数値データだけの発表はつまらない

　症例検討や学会発表などで他者の報告を聞いている時，「膨大なデータが紹介されているけど，結局何を言いたいのか伝わってこない」と感じたことはないでしょうか．発表者が方法や結果の説明だけに腐心し，それに基づく見解を明確に説明しない場合，私たちはその発表に満足しないことがあります．聞いている人は，データそのものではなく，そのデータに基づき発表者が何を言いたいのかが知りたいのです．

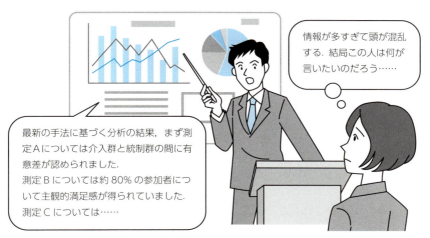

図 1-3 数値データを並べても，必ずしもメッセージは伝わらない

　こうした思いは，発表者が冒頭で興味深い問いを投げかけた時（その問いに対する答えを聞いてみたい！と強く感じた時）には，さらに強くなります．「小脳性運動失調者のワイドベース歩行の原因（歩隔を広げて歩く原因）は何か？」という投げかけで始まる発表に続き，ひたすら歩行の三次元動作解析結果の説明をするだけで発表が終わったら，「結局，ワイドベース歩行の原因は何だったの？」と，消化不良に感じることでしょう．「研究＝数値データを得ること」という理解で研究をしてしまうと，こんな当たり前のことで引っかかる場合があります．たくさんの情報を収集することに集中しすぎて，その情報に基づき自分がどう考えるかの説明にたどり着かずに終わってしまうのです（図 1-3）．

　実際のところ，この問題は初めて研究に取り組んだ人に頻出します．筆者の経験でいえば，ほとんどの大学院生が一度はこの問題でつまずきます．つまずいてしまうのも無理はありません．初めて研究を自分自身で行い，成果を報告する時には，データを正確に説明することだけで精一杯になりがちだからです．

　大学院生にこうした問題を克服してもらうためには，「その数値データを通して言いたいことは何なのか」にスポットライトを当て，言いたいことを

きちんと言葉にする習慣づけを行います．データは大事です．しかしそれ以上に，データに基づいて自分の意見・主張をもつことのほうが大事であることを，さまざまな方法を通して理解してもらい，実践に結びつけてもらいます．そうした実践に役立つ知識を提供することが，本書の狙いです．

第2節
大事なことを先に伝える

"大事なこと"とは何かを理解する

　研究の情報が光り輝くのは，その研究を通して何が明らかになったのか（何を明らかにしたいのか）という説明が伴ってこそです．すなわち，方法や結果の情報に意味をもたせるには，そうした研究をする意義や，得られた結果に基づく意見・主張の説明が必要です．以下，具体例に基づき解説します．枠に囲まれた情報はいずれも，研究において不可決な情報です．しかしこの情報がもつ意味をわかりやすく伝えるには，解説が必要です．その解説こそが，意見・主張を表現するものであり，真に"大事なこと"です．

＜事例1：目的・方法の説明＞

> 本研究では脳卒中者を対象に，4週間にわたる閉眼条件下のリハビリテーションが立位姿勢動揺量に及ぼす影響を検討した．

　この一文は，「何をしたのか」をクリアーに表現しています．しかし「何を明らかにしたいのか」を十分に表現できていません．「○○が××に及ぼす影響を検討する」というフレーズは，目的・方法の説明でよく使われます．具体的に何をしたのかという事実の説明として有益です．特に，研究法に精通している読み手からすると，○○が独立変数，××が従属変数であることが宣言されるため，研究内容をスムーズに理解できます（独立変数，従属変数については第4章を参照）．

　しかし特別な場合を除けば（次ページコラム参照），読み手がこの一文を読

コラム

事実の情報そのものが面白い「特別な場合」

「○○が××に及ぼす影響を検討する」という目的の説明は，通常はそれ自体が面白さをアピールするわけではありません．「A 条件が B 条件に比べて○○という結果になった」という結果の説明もしかりです．

ただし例外もあります．読み手・聞き手が以前からその問題に精通している場合です．従来解決が困難とされてきた問題が，画期的な方法で解決できたとします．この場合，専門家は事実を聞いただけでその重要性を理解できます．研究グループ内での発表などもそうです．現在の研究がどのような意味をもつのかについては，すでにグループ内で意思統一がなされています．事実を淡々と説明するだけでも，ある程度有益な議論が可能です．このような場合には，前置きはさておき最初から事実を淡々と述べるほうが，読み手・聞き手のニーズや期待に応えていることになります．

何が大事な情報なのかは，読み手・聞き手の専門性や文脈により変わります．しかし原則としては，研究における大事な情報は，意見・主張です．どんなに画期的な方法でも，専門外の人にとっては何が画期的なのかがわかりません．一般に，画期的な発見ほど，専門外の人たちにも広く伝えられます（Nature 誌や Science 誌に掲載される論文がそうであるように）．よって大抵の場合には，なぜ画期的なのか（＝意見・主張）を説明する必要があり，それこそが大事な情報となります．

んだだけで「これは興味深い！」とは評価してくれません．読み手が興味深いと感じるかどうかは，「なぜそんな研究をしたのか」「どんな効果を期待して研究するのか」の解説にかかっています．事例1の場合，有効な解説がなされなければ，何の意味もないリハビリテーションに参加者を4週間も巻き込むとは何事だと，むしろ手厳しい批判を受けるかもしれません．

事例1は，実際にある論文で報告された研究内容です[3]．この研究が明らかにしたかったのは，「バランス維持の際に，視覚情報に過度に依存させない状況を作ることの有益性」です．一部の脳卒中者においては，視覚に過度に依存して身体状況を把握する結果，前庭感覚や体性感覚の情報がうまく利用できず，バランス機能回復の妨げになっているという指摘があります．この

ような知見に基づき，この研究の著者らは，「それなら思い切って，視覚を利用できない状況下でリハビリテーションを行ったらどうか．そうすれば，別の感覚情報を利用しながらバランスをとる調整を行うのではないか」と考えたわけです．こうした背景をわかりやすく解説できれば，なぜこのような研究をしようと思ったのかを，読み手に理解させることができます．そこで，先ほどの事例に大事な情報（何を明らかにしたいのか）を下線部のように加えてみます．

> <u>脳卒中者のバランス能力改善を妨げる問題に，視覚情報への過度の依存という問題がある．この問題を解決するためには，視覚情報に過度に依存させない状況下でバランス維持を試みる機会を提供し，他の感覚情報の利用を促すことが有益と考えられる．そこで本研究では，こうした考え方の妥当性を検証するため，</u>4週間にわたる閉眼条件下のリハビリテーションが立位姿勢動揺量に及ぼす影響を検討した．

＜事例2：結果の説明＞

> 素早く手すりをつかもうとする時，手にモノを持つ場合はモノを持たない場合と比べて，その開始時間（反応時間）が約40ミリ秒遅延した．

別の研究事例です[4]．「A条件がB条件に比べて○○という結果になった」という形式で，実験結果を説明しています．事実を伝える説明としてはクリアーです．ここでも，この結果が興味深いものになるかどうかは，実験を行った理由の解説，ならびに結果の解釈にかかっています．40ミリ秒（1,000分の40秒）というのは，通常は遅れたことにすら気づかないほどわずかな遅延です．この遅延を意味のある情報として発信するためには，数値がもつ意味の解説が重要です．

大きくバランスを崩した時，素早く手すりなどにつかまることができれ

ば，転ばずにすみます．そうした場面で偶然手にモノを持っていた場合，その反応は遅延するかもしれません．持っているモノを手放すのに一定の時間がかかりうるからです．そこでこの研究では，実際にどの程度反応が遅延するかを測定しました．その結果，約40ミリ秒遅延することがわかりました．急にバランスを崩した時，一般にその100ミリ秒後には姿勢の立て直し反応が発生します．それだけ急速に反応しないと転倒してしまうわけです．こうした事実を考えると，反応が40ミリ秒も遅れてしまうのは，致命的といえます．

　このように，この実験設定の意義や，得られた数値の解釈こそが，意見・主張を表現するものであり，大事な情報です．結果に対する解釈の情報を，先ほどの事例に下線部のように加えてみます．結果から何を読みとればよいのかがわかり，意味のある情報だと感じることができるでしょう．

> 素早く手すりをつかもうとする時，手にモノを持つ場合はモノを持たない場合と比べて，その開始時間（反応時間）が約40ミリ秒遅延した．<u>一般に，不意な外乱に抗するための姿勢の立て直し反応は，バランスを崩してから100ミリ秒程度で開始される必要がある．このことを考慮すると，バランス維持のための上肢の反応が40ミリ秒も遅延したことは，外乱に対してそのまま転倒してしまうリスクを高める，著しい遅延と言える．</u>

事実＋解説で情報に意味をもたせる

　これまで取り上げた2つの事例を通してわかることがあります．研究において意味ある情報を伝えるには，事実のほかに，それに対する解説（事実に基づく意見・主張）を明示する必要があるということです．もちろん，事実の情報は大切です．事実の情報なく意見・主張を展開したとしても，根拠に乏しい（情報の信ぴょう性に欠ける）として，その意見・主張は受け入れられないからです（**表1-1b列**）．しかし，事実だけを述べた場合，情報は正確に伝わっても，その情報がなぜ大事なのかが伝わらない懸念があります（**表1-1a列**）．事実と解説をセットにして情報を提示することを心がけましょう

表 1-1　事実＋解説で情報に意味をもたせる

情報の伝達方法	a 事実（方法・結果）のみ	b 解説（意見・主張）のみ	c 事実＋解説
情報の正確性・信憑性	○	△ or ×	○
情報のわかりやすさ・面白さ	△ or ×	○ or △	○

（表 1-1c 列）．

　学術論文や学会発表において，事実の情報なしに意見・主張だけを展開する人はほとんどいません．しかし，その逆は多く見かけます．事実の情報はあるけれど，それに対する解説が乏しいため，結局何が言いたいのかが伝わらないケースです．筆者の経験に基づいて言えば，こうした問題は，単に「解説が必要ですよ」というルールを教えただけでは改善されません．この問題でつまずく多くの人は，「ルールがわからないからできない」のではなく，それを使いこなすに至っていないのだと感じます．事実に対して適切な解説ができるようになるためには，習熟が必要です．常日頃から「事実を伝えたら解説を加える」もしくは，「意見・主張を述べる時にはそれに続けて必ず根拠を述べる」という習慣づけを行う必要があります．

大事なことを先に伝える

　「先に伝える」という表現には意味の幅があります．いかなる状況でも 1 文目に結論を提示せよ，という意味ではありません．まとまった情報を提示する際には，その情報の要点は何かということを話題提供の序盤に提示し，読み手・聞き手の負担を減らそうという意味です．ここでも事例に基づき説明します．

＜事例 3：論文の意見・主張を要約のセクションに書く＞

　学術論文では，一般にタイトルや著者情報に続けて，要約（アブストラクト）を書きます．要約では「この研究は何を明らかにした研究なのか（どの

第 1 章 研究的思考法

ような点で価値のある研究といえるのか)」を，わかりやすい形で提示します．知識としては誰でもわかっていることです．しかし，誰もが実践できているわけではありません．以下の要約はよく見かけるスタイルです．大事な情報が先に述べられていないため，何が大事か伝わりにくくなっています．

> 要　約
>
> 本研究では，○○が××に及ぼす影響を検討した．対象者は……．実験課題は……．プロトコルは……．統計検定は……．その結果，対象者はＡ条件においてＢ条件よりも有意に○○であることがわかった．<u>この結果は，□□を示唆する</u>．

最後の一文（下線部）にある「この結果は，□□を示唆する．」は，意見・主張を示す情報です．したがって，意見・主張がまったく書かれていないわけではありません．しかしこの提示方法では，意見・主張を明示した効果が半減してしまいます．序盤に方法や結果などの情報がずらりと並んでいることが原因です．研究の意義を最初に説明しないと，方法の記述を読んでも，なぜそのような方法の選択が必要だったのかがわかりません．このため，読み手は始めのうちは事実としての情報をただ淡々と読むことになります．こうなると，最後の一文で意見・主張がさらりと書かれていても，「なぜそのような結論に至るかわからない」とか，「確かに結果がそのようなことを示唆するのはわかるけれど，それがなぜ大事なのかわからない」と評価される場合があります．これでは，要約で大事なことを書いたことにはなりません．何らかの改善が必要です．

改善策として有益なのが，研究の意義を最初に宣言してしまう方法です．

> <方法①>
> 本研究では○○が××に及ぼす影響を検討した．これにより，高齢者のバランス悪化の問題に△△が関与している可能性について調べる．
> <方法②>
> 高齢者のバランス悪化を説明するモデルに，△△モデルがある．このモデルの妥当性を検証するため，本研究では○○が××に及ぼす影響を検討した．

それぞれ，オリジナルの要約で使われた1文目の前もしくは後に，実験の意義を説明しました．そのうえで，要約の最後の一文を，実験の意義と連動させて締めくくります．

> <方法①の場合>
> この結果は，確かに△△が，高齢者のバランス悪化をもたらしうることを示唆した．
> <方法②の場合>
> この結果は，△△モデルのうち★★という考え方については妥当であることを示唆する．

<事例4：目的で結論をにおわせる>

　学術論文のうち，科学論文においては，目的・方法・結果・考察のセクションで構成します．考察には，結論として何を言いたいのかが明記されます．しかし大事なことを先に伝えることを念頭に置けば，その結論の記述を考察まで引っ張るのではなく，目的の段階である程度説明するのが得策です（図1-4）．例えば，目的の最後のパラグラフを，次のような書き出しにします．

> 本論文では，高齢者のバランス悪化の問題に△△が関与していることを実証したデータについて報告する．

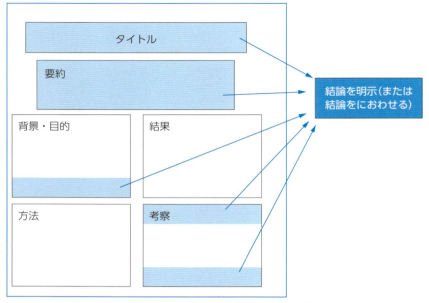

図1-4　大事なことを先に言う（論文の場合）

　このような書き出しができるのは，データが明快に結論を後押しする場合に限りますが，読み手にとってはとても親切な情報です．どのような観点で読めばよいかが一目でわかり，その後の文章を読み進めるのが楽になるからです．

＜事例5：各パラグラフの冒頭でパラグラフにおける意見・主張を書く努力をする＞

　本書においてパラグラフ・ライティングという考え方を集中的に解説するのは，「各パラグラフの冒頭でパラグラフにおける意見・主張を書く努力をすると，読み手は内容理解が楽になる」ということを納得してもらうためです（図1-5）．

　理屈はいたってシンプルです．「A＝Bである．A＝Cである．したがって，

第2節　大事なことを先に伝える

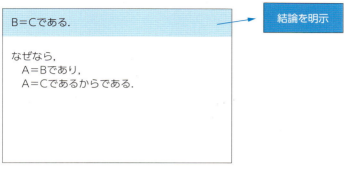

図1-5　大事なことを先に言う（パラグラフの場合）

コラム

日本人は「大事なことを先に伝える」のが苦手？

　要点から先に伝えるスタイルを貫くのは，"言うは易し，行うは難し"です．私たち日本人がそのように感じるのは，日本語の文型に慣れているからではないかという指摘があります[5,6]．

　文には主語（S）と述語（V）が必要です．英文の5文型（SV, SVC, SVO, SVOO, SVOC）からわかるように，英文では主語と述語が最初に配置されます．つまり英文の場合，文を成立させるための大事な要素が最初にあります．主語と述語が最初に配置される文型は，特に一文が長い場合には有益です．"We propose that…"という書き出しで延々と続く一文があるとします．一文全体の内容がわからなくても，最初を見るだけで「ここでは提案したい内容が書いてあるんだな」ということがわかります．

　これに対して日本文の場合，「私は…である」「私は…と考える」のように，述語が最後に置かれます．言い換えれば，典型的なスタイルで書かれた日本文の場合，最後まで読まないと何が言いたいのかわからない場合が出てきます．木下[6]は，こうした文型の違いが文書の好みにも反映されているのではないかと指摘しています．木下によれば，日本人は，「あまり重要でない，その代わり誰でも受け入れられる論点から始めてだんだんと議論を盛り上げ，クライマックスで自分の最も言いたいことを述べる」スタイルを好みます．これに対して欧米人は，「最初に自分の主張を強く打ち出して読者に衝撃を与える」スタイルを好みます．木下の指摘は，要点から先に伝えられるようになるまでには一定の時間がかかるという，私たちの実感にはなじむものです．

B＝Cである」という文書があるとすれば，結論を1文目に移動させる調整をします．つまり，「B＝Cである．なぜなら，A＝Bであり，A＝Cであるからである」という調整です．理屈はシンプルなのですが，実践は意外と大変です．私たちは，事実をある程度積み上げてから言いたいことを述べる，ということに慣れているからです（前ページコラム）．

　この問題を克服するために役立つのが，パラグラフ・ライティングです．パラグラフ・ライティングでは，意見・主張を先に述べ，その後で根拠を述べるというスタイルを徹底的に訓練します．いったん順を追った形式で文書を書いたとしても（つまり，「A＝Bである．A＝Cである．したがって，B＝Cである」と書いても），読み直しの段階で，結論を先に出すスタイルにできないだろうか（つまり「B＝Cである．なぜなら，……」という，**図1-5**の形式に修正できないか）と考えるくせがつき，要点から先に述べる文書を書けるようになります．

本書の構成

　本書の構成を**図1-6**にまとめました．第2章以降は，3つのセクションを意識して執筆しました．パラグラフの概念に関するセクション（第2～第3章），研究法に関するセクション（第4章），そしてプレゼンテーションや論文を作るセクションです（第5～第6章）．

　第2章では，意見伝達の型としてパラグラフ・ライティングについて解説します．パラグラフとは，辞書的に直訳すれば，「段落」です．つまり，文書における段落構成の仕組みを理解することが，わかりやすく伝達する技術の骨格となります．"なんだ，それだけのことか"とがっかりされる読者もいるかもしれません．しかし実際には，パラグラフの概念には，自分の意見・主張を論理的に展開させるための必要不可欠な要素が詰まっています．特に，「意見・主張を先に述べてから根拠を述べる」ということを意識づけるのに，パラグラフ・ライティングの知識は最高の教材です．

　パラグラフ・ライティングをマスターすることには副次的な意義もあります．文書を速読できるようになるという意義です．パラグラフ・ライティン

> **コンセプト：想いを伝えるために研究の知識を活用する**
>
> **第1章：大事な情報を理解する**
> - 「何を研究したのか」に加えて「なぜ研究したのか」「何が明らかになったのか」を伝えることの意義を理解する
> - 大事な情報から先に伝える思考に切り替える
>
> **第2～第3章：思考のパラグラフ化**
> - パラグラフの概念を理解する
> - 「意見・主張」＋「根拠」のセットで情報を伝える
>
> **第4章：科学的根拠の利用**
> - 研究法を学び，科学的根拠として使える情報を見極める
> - 「因果関係の推定」に関する知識を理解する
>
> **第5～第6章：プレゼンテーション・論文で伝える**
> - プレゼンテーションにパラグラフの概念を生かす
> - データ発表型論文において大事な情報をクリアーに伝える

図 1-6　本書の構成

グにおけるさまざまなルールを知ると，文書の中で大事な情報がどこに書いてあるのかがわかるようになります．その大事な部分だけを拾い読みすることで，短時間で文書の骨格や要点をつかむことができます．第2章第3節では，センター試験に出題された英語長文を例として，こうした効果を体感してもらいます．

　第3章では，パラグラフ・ライティングを実践した際に，多くの人が陥る問題について解説します．大事なことを明示したつもりでも，それが1つに絞りきれていないと，「あれも大事，これも大事」といった印象になり，結局何が大事か伝わらないことがあります．意見を求められた時に，どっちつかずの意見を述べたことで，結局何も伝わっていないこともあります．熱い想いが先走りすぎて，意見・主張に対する根拠を明示できず，せっかくの意見・主張が理解してもらえない場合もあります．たとえ意見・主張と根拠が明示できても，文書内でキーワード（専門用語など）を統一的に使わなかっ

第1章　研究的思考法

たことで，読者がいわば「道に迷う」こともあります．第3章では，セラピストの協力者にご執筆いただいたエッセイを題材に，こうした問題の改善方法について説明していきます．

　第4章では，「因果関係の推定」に関する研究法の知識を説明します．執筆の狙いは，科学的な情報を意見・主張の根拠として利用する場合の注意点を理解していただくことにあります．科学的根拠に基づく意見・主張には説得力があります．しかし，やみくもに数値データを示しても，そのデータが研究法の約束を守らずに測定されていれば，科学的根拠として扱ってもらえません．そこで，研究法にはどのような約束事があるのかをご理解いただくため，実験法に基づく「因果関係の推定」の手続きにフォーカスを当てて解説します．

　第5章では，パラグラフの概念をプレゼンテーションに生かす方法について説明します．まずは各スライドをパラグラフの概念に沿って作ります．そして，プレゼンテーション全体をパラグラフ・ライティングの方式に沿って組み立てていきます．各スライド，およびプレゼンテーションを通して何が言いたいのかを明示するために必要な知識を実例に沿って解説します．このほか第5章では，スライドを説明するためのスピーチ（口頭説明）の準備についても参考情報を紹介します．内容を説明する完璧な論文があったとしても，それを棒読みする形でスピーチしたのでは，聴衆に内容が伝わりません．一文を短くすることや，間を大事にすることなど，先達の教えを紹介します．

　第6章は，自らが測定したデータに基づいて論文を書く際のポイントについて説明します．データを発表する論文（本書では「データ発表型論文」と呼びます）の場合，目的・方法・結果・考察のスタイルに沿って情報を埋めていけば，それなりの形になります．しかし，このスタイルに沿って書けば誰にでも理解される論文になるかというと，そうではありません．「何をしたのか」「どんなデータが得られたか」という事実は淡々と説明できても，「なぜその研究をしたのか」「結果に基づいて何が言えるのか」という意見・主張を発信できないケースが多くあります．そこで，データ発表型論文において意見・主張をしっかりと言葉に残すためのポイントについて解説していきます．

本書が目指したのは,「パラグラフ・ライティングや研究法を本格的に勉強してみたい」と思わせる本です．このため，パラグラフの概念にせよ研究法の知識にせよ，事例に基づき直感的に理解しやすい内容を紹介しました．読みやすさを重視した結果，あえて含めなかった関連情報がたくさんあります．第2章以降は，本格的に勉強したいと思った方々のために参考文献を紹介しました．また，理解度を確認できるチェックポイントも掲載しました．内容の復習にご活用ください．このほか，各章に読みやすい内容のエピソードをコラムとして掲載しています．本文と併せてお楽しみください．

文献

1) 佐藤　望，他：アカデミック・スキルズ〔第2版〕―大学生のための知的技法入門．慶応義塾大学出版会，2012，p3
2) 迫　桂，他：英語論文の書き方入門．慶応義塾大学出版会，2012，p5
3) Bonan IV, et al.：Reliance on visual information after stroke. Part I：Balance on dynamic posturography. *Arch Phys Med Rehabil* **85**：268-273, 2004
4) Van Ooteghem K, et al.：Time to disengage：holding an object influences the execution of rapid compensatory reach-to-grasp reactions for recovery from whole-body instability. *Exp Brain Res* **231**：191-199, 2013
5) 高橋昭男：大切なことは60字で書ける．新潮社，2005
6) 木下是雄：レポートの組み立て方．筑摩書房，1994

第 2 章　意見伝達の型―パラグラフ・ライティングに学ぶ

第2章 意見伝達の型—パラグラフ・ライティングに学ぶ

第1節
パラグラフの概念

パラグラフ構成のルール

　パラグラフ（＝段落）を決められたルールに沿って構成し，複数のパラグラフを積み上げることで文書を作成していく作業を，パラグラフ・ライティングといいます．「パラグラフを構成する，段落を作る」と聞くと，"およそ5〜10行書いたら改行"というように，文書を適度な長さで改行する作業を想像するかもしれません．もちろん，文書の長さも段落構成の基準にはなります．しかしながら，段落構成にはさらに重要なルールがあります．「段落」という言葉を使わずに，あえて「パラグラフ」とカタカナ表記することで，概念を説明する専門家がたくさんいます．そこには，パラグラフが単なる段落作りを超えた概念であることを主張する狙いがあります．

　パラグラフを構成するルールは，以下のようにまとめられます[1]．

> ルール1：1つのパラグラフでは1つのトピック（話題）だけについて論じる
> ルール2：パラグラフ内の配置によって，各文に明確な役割分担をもたせる
> ルール3：パラグラフの冒頭に，パラグラフにおける意見・主張を書く努力をする

　これから，2つの文書事例を使って，パラグラフを構成する3つのルールを説明していきます．いずれも，「セラピストの大学院進学」について語られており，大学院に進学して研究手法を学ぶことは有益だと主張しています．

第1節　パラグラフの概念

2つの文書の類似点と相違点を使って，各ルールを説明します．

文書事例 1-1

　もしも研究を通してリハビリテーションの有益性を実証したいならば，大学院進学を考えるべきである．大学院では，データを測定するための手法や，得られたデータを論文や学会で発表するためのスキルを包括的に学ぶことができるからである．大学院では，研究法に関する授業や，自らが研究を通してデータを測定する実験・調査の授業が提供されている．研究に関する専門知識を，集中的かつシステマティックに学べる場所は，大学院をおいて他にない．私が所属する病院では，3名の大学院進学経験者がいる．彼らは皆，十分な研究技術に加えて，高度なプレゼンテーション技術を有している．多くの人にわかりやすく伝える技術は，研究を通して実証した内容を発表するために不可欠である．よって，もしリハビリテーションの有益性を科学的に検証し，さらにそれを正しく伝えるための手法を学びたいならば，大学院に進学することは最善の方法と考える．

文書事例 1-2

　リハビリテーションの有益性について，科学的根拠が求められる時代になった．はたして，時代のニーズに応えるために大学院で研究を学ぶ必要はあるだろうか．大学院では，データを測定するための手法や，得られたデータを論文や学会で発表するためのスキルを包括的に学ぶことができる．また大学院では，研究の情報をスムーズに入手する環境が整っている．これらの利点を考えれば，大学院に進学して研究の専門知識を集中的に学ぶことには一定の価値がある．

ルール1:1つのパラグラフでは
1つのトピック（話題）だけについて論じる

　第1のルールは,「1つのパラグラフでは1つのトピック（話題）だけについて論じる」です．文書事例におけるトピックは，セラピストが大学院に進学して研究手法を学ぶ意義があるかという内容です．よって，パラグラフ内のすべての文をこのトピックに結びつけていきます．きわめて当たり前のルールのように思いますが，実際のところ，このルールにしたがって文書をコントロールできるようになるには，それなりの訓練が必要です．というのも，まったく同じ文でもその位置づけによってトピックに関連するかどうかが異なるという難しさがあるからです．

　文書事例1-1には,「私が所属する病院では，3名の大学院進学経験者がいる」という文が含まれています．書き手は，彼らの研究技術やプレゼンテーション技術が高いことを根拠に，大学院に進学する意義をアピールしています．このような位置づけならば，この文はトピックに関連する文といえます．ところが，後続の1文を次のように変えると話は別です．

> 私が所属する病院では，3名の大学院進学経験者がいる．この事実は，研究に対する病院スタッフの意識の高さを物語っている．

　後続の1文が別の文に置き換わるだけで，先ほどまでトピックに関連していた文が，トピックと無関連の話題になってしまいました．"研究"に関する話題という意味では，まったく的外れな議論をしているわけではありません．しかしこの2文は,「リハビリテーション従事者は，大学院に進学して研究手法を学ぶべきか？」というトピックに対して，書き手がどのような意見をもっているのか，直接的な情報を与えてくれません．よってこの場合，この2文は削除した方が良いと判断されます（**図2-1**）．

　このように，ルール1に沿ってパラグラフを構成するには，各文の内容の妥当性をチェックするだけでなく，その文がパラグラフにおける自分の主張にどのように寄与するのかを，何度もチェックすることが求められます．文

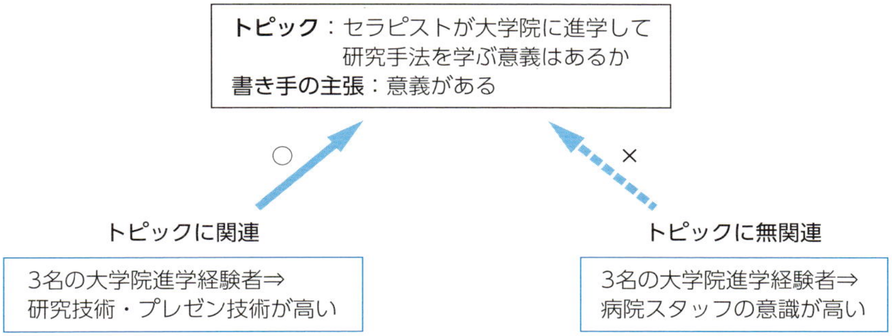

第 1 節　パラグラフの概念

```
                 ┌─────────────────────────────┐
                 │ トピック：セラピストが大学院に進学して │
                 │           研究手法を学ぶ意義はあるか   │
                 │ 書き手の主張：意義がある              │
                 └─────────────────────────────┘
                       ○↑              ×↖
              トピックに関連           トピックに無関連
       ┌──────────────┐       ┌──────────────┐
       │3名の大学院進学経験者⇒│       │3名の大学院進学経験者⇒│
       │研究技術・プレゼン技術が高い│       │病院スタッフの意識が高い│
       └──────────────┘       └──────────────┘
```

図 2-1　1 文の内容が同じでも，前後の情報によってトピックに関連しなくなることがある

章量が多くなればなるほど，こうしたチェックが難しくなります．一見したところ簡単にも思える「1 つのパラグラフでは 1 つのトピック（話題）だけについて論じる」というルールの厳守には，それを意識して書く訓練が継続して必要です．

ルール 2：パラグラフ内の配置によって，各文に明確な役割分担をもたせる

　1 つのパラグラフの中に含まれる各文は，その配置によって担うべき役割がおおよそ決まっています．パラグラフ内における各文の役割およびその呼び名は，次のようになります[1]．

> 主題文（またはトピック・センテンス，topic sentence）：トピックの宣言，もしくはトピックに対する書き手の意見・主張の総論
> 支持文（supporting sentences）：主題文を支える具体的な理由，例示
> 結論文（concluding sentence）：主張の再提示・言い換え

　主題文とは，このパラグラフにおけるトピック（話題，主題）は何かを明示する文です．主題文において，トピックが何かを伝えるだけでなく，その

トピックに対する意見・主張（自分はそのトピックに対してどのように考えているのか）が明示できると，読み手にとって理解しやすい内容となります．本書では，このことを何度も強調して説明します．

　支持文とは，主題文を支えるための文です．主題文で書き手の意見・主張が明示できた場合（文書事例 1-1），支持文はそのように考える根拠を述べる文になります．主題文でトピックだけが提示された場合（文書事例 1-2），そのトピックについて最後に意見・主張を述べるための判断材料を提示する文になります．

　結論文とは，パラグラフをまとめる文です．「以上のことから」「したがって」といった書き出しを有効活用しながら，意見・主張を述べます．主題文で書き手の意見・主張を明示できた場合（大事なことを先に伝えられた場合），別の言葉に置き換えつつ，結論を再度強調します．

　なお「主題文」という日本語訳については，必ずしも topic sentence の概念にフィットすると言い切れないことから，「トピックセンテンス」とカタカナ表記する場合も多くあります．本書では，topic sentence だけカタカナ表記する違和感を考慮し，支持文や結論文と同じ漢字表記に揃える形で，主題文と表現することにします．

　主題文，支持文，結論文それぞれの英語表記に注目してみましょう．支持文だけ"sentence"が"sentences"と複数形で示されています．つまり，支持文の役割をもつ文は，通常，複数の文で構成されるということがわかります．これに対して主題文と結論文は，"sentence"が単数形で示されています．原則として，主題文と結論文は一文で示されることを示唆しています．

　それでは，文書事例 1-1 と文書事例 1-2 において，主題文，支持文，結論文がどのように配置されているか見てみましょう．

文書事例 1-1 ｜ 結論先行型

もしも研究を通してリハビリテーションの有益性を実証したいならば，大学院進学を考えるべきである．——主題文　大学院では，データを測定するための手法や，得られたデータを論文や学

第1節 パラグラフの概念

会で発表するためのスキルを包括的に学ぶことができるからである．大学院では，研究法に関する授業や，自らが研究を通してデータを測定する実験・調査の授業が提供されている．研究に関する専門知識を，集中的かつシステマティックに学べる場所は，大学院をおいて他にない．私が所属する病院では，3名の大学院進学経験者がいる．彼らは皆，十分な研究技術に加えて，高度なプレゼンテーション技術を有している．多くの人にわかりやすく伝える技術は，研究を通して実証した内容を発表するために不可欠である．——支持文

よって，もしリハビリテーションの有益性を科学的に検証し，さらにそれを正しく伝えるための手法を学びたいならば，大学院に進学することは最善の方法と考える．——結論文

文書事例 1-2 | 話題提示型

リハビリテーションの有益性について，科学的根拠が求められる時代になった．——（主題関連文）

はたして，時代のニーズに応えるために大学院で研究を学ぶ必要はあるだろうか．——主題文

大学院では，データを測定するための手法や，得られたデータを論文や学会で発表するためのスキルを包括的に学ぶことができる．また大学院では，研究の情報をスムーズに入手する環境が整っている．——支持文

これらの利点を考えれば，大学院に進学して研究の専門知識を集中的に学ぶことには一定の価値がある．——結論文

同じトピックについて書かれている2つの文書事例ですが，各文の役割に着目して概観すると，若干の相違点があることがわかります．第1に，主題文の位置が違います．文書事例1-1では主題文が1文目にありますが，文書事例1-2では，2文目に登場します．文書事例1-2の場合，書き手は，いきなりトピックを提示してもそれについて議論する必要性が読者に伝わらないという理由から，その背景となる1文を加えています．本書ではこうした文を，主張関連文と呼ぶことにします．本来，1パラグラフだけで文書が完結する場合，主題関連文から始めることはお勧めできません．遠回しな内容を

含める字数の余裕がないからです．ここではルール説明のためにあえて主題関連文から始める事例を提示したとご理解ください．

　第2に，主題文の内容が違います．文書事例1-1の場合，トピックに対する書き手の意見・主張が述べられています．これに対して文書事例1-2の場合，このパラグラフのトピックは何かということだけが述べられており，書き手の意見・主張は述べられていません．書き手の意見・主張は，結論文でのみ示されています．

　ルール3において強調するように，理想的なのは文書事例1-1のスタイルです．すなわち，主題文として意見・主張を書き，パラグラフの冒頭に配置するスタイルです．特に複数のパラグラフだけで構成される短い文書の場合（エッセイと呼ばれます．第3章参照），主題文で意見・主張を述べるのが原則です．文書が長くなると，すべてのパラグラフでこのスタイルを採用できるとは限りません．トピックについて十分な知識がない読者を念頭に置いた文書の場合には，書き手の意見や主張を述べる前に，そもそもなぜそのトピックについて考えることが重要なのかを，前置きとして説明しておく必要もあるからです．

　主題文に意見・主張を書くことでその後の文書を展開していく文書事例1-1のようなスタイルを，本書では"結論先行型"のスタイルと呼ぶことにします．これに対し，文書事例1-2のように，主題文にはトピックだけを提示し，意見・主張は最後に述べるスタイルを，本書では"話題提示型"のスタイルと呼ぶことにします．

ルール3：パラグラフの冒頭に，パラグラフにおける意見・主張を書く努力をする

　読者の視点から見た時，パラグラフにおける書き手の主張を1文目で理解できるのは非常に有益です．段落のトップに要約文が入っているようなものだからです[2]．文書事例1-1のように，主題文としていきなり「私は○○に賛成である」とか，「私は○○すべきだと考える」と書かれていたら，読者はきっと，「書き手はいったい何を根拠にそんなことを言っているのか」という

思いをもつでしょう．言い方を変えれば，「書き手の主張はわかったので，そう思う根拠が知りたい」となります．こういう思いにさせることが読者を助けます．読者はその根拠だけに焦点を絞って，パラグラフを読み進めることができるからです．文書事例 1-1 のような結論先行型のスタイルが推奨されるのは，こうした理由によります．

　これに対して，文書事例 1-2 のように，主題文としてトピックの内容だけが示されていた場合（話題提示型の場合），読者はパラグラフを読み進めながら，書き手の意見・主張，およびその根拠という 2 つの情報を見つける必要があります．まずは支持文を読み，トピックに対して意見を述べるための判断材料が何かを理解します．そして，それらを総合した結果としてどのような意見・主張をするのかについて，結論文を読んで理解します．

　これまでの内容をまとめると，パラグラフを構成する主題文，支持文，結論文は，結論先行型と話題提示型のどちらのスタイルをとるかによって，役割が微調整されていることがわかります．以下のようにまとめておきます．

> ・パラグラフの冒頭（1 文目）に「パラグラフにおける主張・結論」を書くことができた場合（結論先行型），そのパラグラフは次のように構成する．
> 　**意見・主張　→　根拠　→　意見・主張の再掲載（言い換え）**
> ・パラグラフの冒頭（1 文目）で「パラグラフにおけるトピック・話題」だけが示された場合（話題提示型），そのパラグラフは次のように構成する．
> 　**話題提示　→　話題に対する判断材料　→　意見・主張**

　話題提示型のスタイルをとる場合には，支持文の内容から書き手の意見・主張が読み取れるように，書き方を工夫する必要があります．大学教員としてさまざまな文書をチェックしていると，話題提示型のスタイルをとりながら，支持文が意見・主張を暗に表現していないことがあり，書き手が何を伝えたいのかを理解するのに苦労することがあります．事実や社会統計などが淡々と書かれた長文は，その典型です．文書事例 1-1 に含まれている，「私が所属する病院では，3 名の大学院進学経験者がいる」という文も，事実を記

載した例です．この文自体は，大学院進学に関する書き手のアイディアを説明するものではありません．つまりその文だけを読んでも，書き手がそのトピックに対して賛成なのか反対なのかという意見はわからないのです．こうした文が延々と続く場合，書き手の意見・主張がどこにあるか理解できず，「私はどうして今これらの文を読まされているのだろうか」という気持ちになってしまいます．

　「結局最後まで読まないと何が言いたいのかわからない」というスタイルの文書は，学術的な意見文・論文においては極力避けるべきです．たとえパラグラフの冒頭で書き手の意見・主張を述べられなかったとしても，支持文の早い段階で，意見・主張がわかる文を使って暗に述べることを考えます．ルール3として，「パラグラフの冒頭に，パラグラフにおける意見・主張を書く努力をする」とした理由がここにあります．

第2節
パラグラフから文書へ

文書におけるパラグラフの役割

　文書はパラグラフを積み上げることで書いていきます．このセクションでは各パラグラフの役割に着目して，文書を構成する方法について説明していきます．学術的文書には，複数のパラグラフだけで構成される文書もあれば，学位論文のように，たくさんのパラグラフの積み上がった章を基本単位とし，複数のセクションで構成されるような非常に長い文書もあります．複数のパラグラフが積み上がることで，それぞれのパラグラフに役割分担が発生します．またその役割によって，パラグラフ構成のルールを厳格に守らないパラグラフも出てきます．以下，解説していきます．

　文書における各パラグラフの役割分担は，パラグラフにおける各文の役割分担と，構造や性質がとても似ています．冒頭のパラグラフが導入，それに続く複数のパラグラフが本文，そして最後のパラグラフが結論です（図2-2）．一般に，導入と結論はいずれも1つのパラグラフで構成し，本文は複数のパラグラフで構成します．

　ただし例外的事項もあります．パラグラフにおいては，主題文をできるだけ冒頭に置くことが推奨されました（ルール3）．しかし比較的長い文書においては，第1段落全体（導入のパラグラフ）を通して主題提示をすることがあります．この場合，主題文に相当する文をパラグラフの冒頭に置くというルールは必ずしも厳格ではありません．むしろ，文書で取り扱う主題の意義を読者にしっかりと伝えるため，前置き情報である主題関連文を手厚くし，主題文は第1段落の最後に配置することもあります．この点は，単一のパラグラフだけで書く場合と大きく違う部分です．なお，導入における主題文は，thesis statement（文書全体の主題文，論旨）とも呼ばれます．

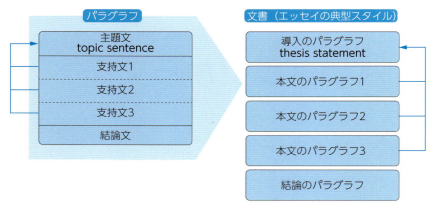

図 2-2　文書（エッセイの典型スタイル）における各パラグラフの役割

〔文献 3) p61,図 2 より改変引用〕

<意見・主張を示す文（主題文）の名称>
文書全体：thesis statement
各パラグラフ：topic sentence

　別の例外的事項もあります．複数のセクションで構成されるような長い文書では，パラグラフの最後の文において，そのパラグラフの明確な結論というよりは，次のセクションの内容をにおわせる文が許容されることがあります．そのパラグラフにまったく無関連な内容では困りますが，必ずしもそのパラグラフを総括する内容でなくとも，次のセクションのよい導入になる内容を意識して書くことがあります．特にそのパラグラフの 1 文目において結論を明示できている場合には，最後の文で結論を再提示する代わりに，次のセクションの導入を意識した文が書きやすくなります．

　具体的な文書事例に基づいて確認していきます．次の事例は，拙著『姿勢と歩行　協調からひも解く』（三輪書店，2015）の文書を再構成したものです[4]．本の 1 セクションを抜き出していますので，実際にはこの先に別のセクションが続く文書です．

　今後の解説を生かすため，この文書を読む際には各文を一字一句丁寧に読

むのではなく，重要な箇所を拾い読みすることを意識して読んでみてください．パラグラフの概念を意識して読むと，文書の全体像（構成），ならびに各パラグラフにおける書き手の主張が比較的短時間で理解できるはずです．

文書事例 2-1

 歩行を支える 2 つの調整システム

歩行の制御の目標は決して，理想的な動作の型（または形）のようなものを覚えこみ，それを忠実に実践することではない．身体状況や環境は常に変化しうるため，歩行を持続するためには，状況を常にモニターし，時々刻々と筋出力を調整する必要があるためである．状況に即して歩行を柔軟に調整する制御は，2つのシステムにより支えられている．第1のシステムは，変化に対応するためのシステムである．第2のシステムは，先を見越した予見的調整のためのシステムである．

― 導入

thesis statement
（意見・主張を示す文）

第1の「変化に対応するためのシステム」とは，動作パターンが理想的な状態から逸脱した時に，それを修正しようとするシステムである．主として視覚情報，体性感覚情報，前庭感覚情報を利用して，動作遂行中の状態が常時モニターされ，もし問題が見つかれば，それを瞬時に調整しようとするシステムである．こうしたシステムに基づく制御は，動作遂行中に常に情報を入力して動作を微調整するという意味で，オンライン制御，もしくはフィードバック制御という．

― 本文
（意見・主張の根拠）

第2の「先を見越した予見的調整のためのシステム」は，動作パターンの乱れが予見される時，そうしたことが起こらないように，未然に対処するシステムである．歩行についていえば，歩いていく先に溝を見つけたら，その溝を安全にまたぐことができるように，少し早い段階で歩幅や歩行速度を調節しておくシステムである．主として視覚情報に基づく状況把握が，その調節に重要な役割をはたす．視覚情報は，遠

> 方の状況を最も正確に伝える情報であるため，特に歩行の制御においては重要な情報源になる．このシステムに基づく制御は，"今ここ"に対する制御ではなく，先の状況の予見に基づく制御という意味で，オフライン制御，もしくはフィードフォワード制御という．
>
> 　どのような状況にあっても歩行を維持できるのは，この2つのシステムによって歩行が調整された結果といえる．<u>いずれのシステムも，状況を正しくすることで成立する．よって，状況を把握する知覚の機能が，2つの調整システムを支える重要な役割をはたしている</u>．

― 結論
次のセクションへの導入を意識した文

　この文書の主題は，歩行の制御が2つの調整システムにより支えられているということです．導入においてこの主題を宣言する thesis statement は，3つ目の文に配置されています．thesis statement の前に書かれた2文は，主題関連文です．歩行の制御を調整システムという観点から考えることの意義を説明しています．そして，thesis statement の後に書かれた1行で，本文にあたる2つのパラグラフの内容を事前に宣言しています．

　本文にあたる2つのパラグラフは，ルールその3「パラグラフの冒頭に，パラグラフにおける意見・主張を書く努力をする」に沿う形で書かれています．どちらも冒頭を，「第1の……システム」「第2の……システム」と続けることで，導入で書いた2つのシステムを，各パラグラフで詳しく説明する構成となっていることを宣言しています．

　結論のパラグラフにおいて，この文書の内容を総括する文（意見・主張の再提示）は，最初の1文となります．それ以降の2文は，次のセクションへの導入を意識した内容になっています．この2文では，2つの調整システムが正しく機能するためには，状況を把握する知覚の機能が欠かせないということが説明されています．この説明を通して，この文書に続くセクションで「2つの調整システムを支える知覚の機能」について説明することを，暗に示す狙いがあります．

読んで実感:パラグラフを作ることの重要性

次に,「パラグラフの構成を意識せずに文書を構成すると,同じ内容でも重要なポイントが短時間で理解しづらくなる」ことを実感していただこうと思います.先ほどの事例と同じように,短時間で文書の全体像がすぐに理解できるか試してみてください.

文書事例 2-2

 歩行を支える2つの調整システム

歩行の制御の目標は決して,理想的な動作の型のようなものを覚えこみ,それを忠実に実践することではない.

身体状況や環境は常に変化しうるため,歩行を持続するためには,状況を常にモニターし,時々刻々と筋出力を調整する必要があるためである.

状況に即して歩行を柔軟に調整する制御は,2つのシステムにより支えられている.第1のシステムは,変化に対応するためのシステムである.第2のシステムは,先を見越した予見的調整のためのシステムである.

第1の「変化に対応するためのシステム」とは,動作パターンが理想的な状態から逸脱した時に,それを修正しようとするシステムである.

主として視覚情報,体性感覚情報,前庭感覚情報を利用して,動作遂行中の状態が常時モニターされ,もし問題が見つかれば,それを瞬時に調整しようとするシステムである.

こうしたシステムに基づく制御は,動作遂行中に常に情報を入力して動作を微調整するという意味で,オンライン制御,もしくはフィードバック制御という.

第2の「先を見越した予見的調整のためのシステム」は,動作パターンの乱れが予見される時,そうしたことが起こらないように,未然に対処するシステムである.歩行について

いえば，歩いていく先に溝を見つけたら，その溝を安全にまたぐことができるように，少し早い段階で歩幅や歩行速度を調節しておくシステムである．主として視覚情報に基づく状況把握が，その調節に重要な役割をはたす．

　視覚情報は，遠方の状況を最も正確に伝える情報であるため，特に歩行の制御においては重要な情報源になる．このシステムに基づく制御は，"今ここ"に対する制御ではなく，先の状況の予見に基づく制御という意味で，オフライン制御，もしくはフィードフォワード制御という．

　どのような状況にあっても歩行を維持できるのは，この2つのシステムによって歩行が調整された結果といえる．

　いずれのシステムも，状況を正しくすることで成立する．よって，状況を把握する知覚の機能が，2つの調整システムを支える重要な役割をはたしている．

　この文書事例 2-2 は，直前の文書事例 2-1 とまったく同じ内容です．しかし，改行を多くしてたくさんの段落にしてみました．するとどうでしょうか，文書事例 2-1 に比べて，短時間で全体像を理解するのが難しくなります．無駄な改行により作られた各段落が，意味のある情報のまとまりではなくなったことが原因です（図 2-3）．

　第 1 のシステムに関する話題（文書事例 2-1 における第 2 段落）を，文書事例 2-2 では 3 分割しました．また第 2 のシステムに関する話題（文書事例 2-1 における第 3 段落）を 2 分割しました．これにより，第 1 のシステムに関する話題については，システムの呼び名に関する内容が独立したパラグラフとなりました．これに対して第 2 のシステムについては，システムの呼び名に関する内容は，別の内容の文書と組み合わされてパラグラフを構成しています．こうしたパラグラフ構成の混乱も，読者の理解を妨げる要因となります．

　パラグラフは意味ある情報のまとまりです．形式的な意味での段落を超えた内容を包含しています．適当に改行してしまったら，パラグラフはできません．パラグラフの概念を理解するということは，意味ある情報のまとまり

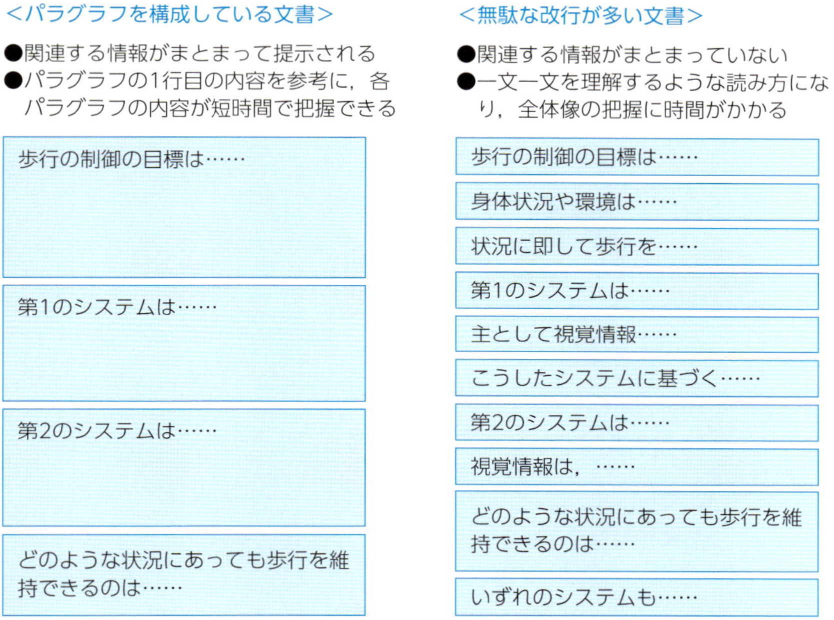

第2節 パラグラフから文書へ

＜パラグラフを構成している文書＞
- 関連する情報がまとまって提示される
- パラグラフの1行目の内容を参考に，各パラグラフの内容が短時間で把握できる

| 歩行の制御の目標は…… |
| 第1のシステムは…… |
| 第2のシステムは…… |
| どのような状況にあっても歩行を維持できるのは…… |

＜無駄な改行が多い文書＞
- 関連する情報がまとまっていない
- 一文一文を理解するような読み方になり，全体像の把握に時間がかかる

| 歩行の制御の目標は…… |
| 身体状況や環境は…… |
| 状況に即して歩行を…… |
| 第1のシステムは…… |
| 主として視覚情報…… |
| こうしたシステムに基づく…… |
| 第2のシステムは…… |
| 視覚情報は，…… |
| どのような状況にあっても歩行を維持できるのは…… |
| いずれのシステムも…… |

図 2-3　無駄な改行が多い文書は読みにくい

とは何か，そしてまとまった情報をどのような順序で提示していくのかを理解し，使いこなせるようになることを意味します．

　経験的にいえば，まだ自分の考えがうまくまとまっていない段階で文書を書こうとすると，無駄な改行が多くなりがちです．締切り直前に，何を書いたらよいかわからず，とにかく字数を埋めたような文書はその典型です．何を主張したいのかを自分自身で理解できていないため，とりあえず関連しそうな内容を箇条書きのような形式で書くことになり，改行が多い文書になってしまいます．いくらパラグラフの概念を理解できたとしても，自分自身の意見・主張が明確でないトピックについては，パラグラフの概念に沿った文書を書くことは困難です．自分が書いた文書を改めて読み直した時，無駄に改行が多いと感じた場合には，その文書を通して自分はいったい何を主張したいのか，という根本に立ち返ってじっくり考えることも重要です（図 2-4）．

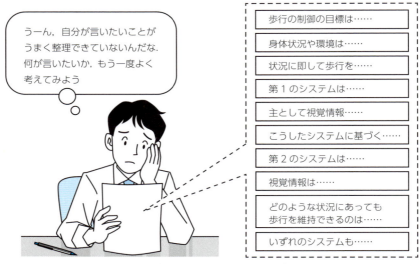

図 2-4 文書に無駄な改行が多い時は,意見・主張がうまくまとまっていない

次の文章事例では,文章事例 2-1 を一切改行せずに提示してみました.文書の全体像の理解にどの程度時間がかかるでしょうか.

文書事例 2-3

 歩行を支える 2 つの調整システム

　歩行の制御の目標は決して,理想的な動作の型のようなものを覚えこみ,それを忠実に実践することではない.身体状況や環境は常に変化しうるため,歩行を持続するためには,状況を常にモニターし,時々刻々と筋出力を調整する必要があるためである.状況に即して歩行を柔軟に調整する制御は,2 つのシステムにより支えられている.第 1 のシステムは,変化に対応するためのシステムである.第 2 のシステムは,先を見越した予見的調整のためのシステムである.第 1 の「変化に対応するためのシステム」とは,動作パターンが

理想的な状態から逸脱した時に，それを修正しようとするシステムである．主として視覚情報，体性感覚情報，前庭感覚情報を利用して，動作遂行中の状態が常時モニターされ，もし問題が見つかれば，それを瞬時に調整しようとするシステムである．こうしたシステムに基づく制御は，動作遂行中に常に情報を入力して動作を微調整するという意味で，オンライン制御，もしくはフィードバック制御という．第2の「先を見越した予見的調整のためのシステム」は，動作パターンの乱れが予見される時，そうしたことが起こらないように，未然に対処するシステムである．歩行についていえば，歩いていく先に溝を見つけたら，その溝を安全にまたぐことができるように，少し早い段階で歩幅や歩行速度を調節しておくシステムである．主として視覚情報に基づく状況把握が，その調節に重要な役割をはたす．視覚情報は，遠方の状況を最も正確に伝える情報であるため，特に歩行の制御においては重要な情報源になる．このシステムに基づく制御は，"今ここ"に対する制御ではなく，先の状況の予見に基づく制御という意味で，オフライン制御，もしくはフィードフォワード制御という．どのような状況にあっても歩行を維持できるのは，この2つのシステムによって歩行が調整された結果といえる．いずれのシステムも，状況を正しくすることで成立する．よって，状況を把握する知覚の機能が，2つの調整システムを支える重要な役割をはたしている．

　時間をかけて文書事例2-3を読めば，読者は文書事例2-1と同じメッセージを受け取るはずです．しかし，ここで問題なのは"時間をかけて読む必要がある"ということです．パラグラフを構成しないと，大事な情報の拾い読みができなくなります．その結果，読者が内容を理解するのに時間がかかってしまいます．この事実はとても重要です．自分の意見を主張しようとする際には，パラグラフ単位で，つまり意味のある情報をひとまとめにし，きちんと区分けして情報を提示する必要があることを教えてくれます．

文書事例 2-4

 歩行を支える2つの調整システム

　歩行の制御の目標は決して，理想的な動作の型（または形）のようなものを覚えこみ，それを忠実に実践することではない．身体状況や環境は常に変化しうるため，歩行を持続するためには，**状況を常にモニターし，時々刻々と筋出力を調整する必要**があるためである．状況に即して歩行を柔軟に調整する制御は，2つのシステムにより支えられている．第1のシステムは，変化に対応するためのシステムである．第2のシステムは，先を見越した予見的調整のためのシステムである．

　第1の「変化に対応するためのシステム」とは，動作パターンが理想的な状態から逸脱した時に，それを修正しようとするシステムである．主として視覚情報，体性感覚情報，前庭感覚情報を利用して，動作遂行中の状態が常時モニターされ，もし問題が見つかれば，それを瞬時に調整しようとするシステムである．こうしたシステムに基づく制御は，動作遂行中に常に情報を入力して動作を微調整するという意味で，**オンライン制御，もしくはフィードバック制御**という．

　第2の「先を見越した予見的調整のためのシステム」は，動作パターンの乱れが予見される時，そうしたことが起こらないように，未然に対処するシステムである．歩行についていえば，歩いていく先に溝を見つけたら，その溝を安全にまたぐことができるように，少し早い段階で歩幅や歩行速度を調節しておくシステムである．主として視覚情報に基づく状況把握が，その調節に重要な役割をはたす．視覚情報は，遠方の状況を最も正確に伝える情報であるため，特に歩行の制御においては重要な情報源になる．このシステムに基づく制御は，"今ここ"に対する制御ではなく，先の状況の予見に基づく制御という意味で，**オフライン制御，もしくはフィード**

フォワード制御という．

　どのような状況にあっても歩行を維持できるのは，この2つのシステムによって歩行が調整された結果といえる．いずれのシステムも，状況を正しくすることで成立する．よって，**状況を把握する知覚の機能が，2つの調整システムを支える重要な役割**をはたしている．

　文書事例2-4では，アンダーラインや太字などを使ってさまざまな箇所にハイライトをつけてみました．書き手は，大事な情報を見やすくしたいという親切心でハイライトをつけています．しかし読み手としてこうした文書を見ると，文書事例2-1に比べてかえって読みづらい印象になることに気づきます．文書にハイライトをつけること自体は，注意を引きつけるための有益な手段です．しかしそれが多すぎると，短い文書の中で主張するメッセージが増えすぎてしまい，読み手の理解を妨げてしまいます（図2-5）．

　「いくら何でも，こんなにたくさんハイライトをつける人なんていない」と思われるかもしれません．しかし，これまで大学教員としてさまざまな文書をチェックしてきた経験からいえば，これは決して誇張された事例ではあり

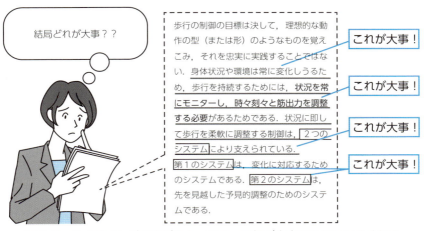

図2-5　ハイライトが多すぎると，かえって何が大事かわかりにくくなる

ません．大学生が書いたレポートにせよ，研究者や専門職の方々が書いた研究助成のための申請書にせよ，100件近い単位で文書を読めば，ハイライトが多すぎる文書が少なからず存在します．

　パラグラフ・ライティングの概念を理解すれば，本当に重要な情報はハイライトで示すのではなく，パラグラフ内の配置で示すべきだということがわかります．第1段落の序文，および最終段落の結論を除けば，各パラグラフで主張したい重要なメッセージは，1文目に配置します．1文目に配置されていれば，ハイライトがなくとも，読者はそこに注目して文書を読んでくれます．各パラグラフの1行目を拾い読みしながら全体像を短時間でつかんでもらうためにも，ハイライトの多用は避けるべきです（コラム）．

コラム

あえて文書にハイライトをつけるならば……

　パラグラフ・ライティングが実践できていれば，無駄にハイライトをつける必要はありません．しかし膨大な文章量になる場合，重要な情報が埋没しないようにハイライトをつけたいと感じる時はあります．

　あえて文書にハイライトをつけるならば，第1パラグラフ（序文のパラグラフ）の主題文はいかがでしょうか．序文のパラグラフでは，前置きとして主題関連文がパラグラフの冒頭を占める場合があります．そのため，書き手の意見・主張を示す主題文がパラグラフの中に埋没する可能性があります．こうした懸念を払しょくするため，ハイライトをつけておくことができます．また話題提示型の文書の場合には，意見・主張は結論のパラグラフで提示されるので，その文にハイライトをつけておくこともできるでしょう．こうすることで，トピックに対する意見・主張（問いに対する答え）がどこに書いてあるかを，すぐに理解してもらうことができます．いずれの場合も，重要な情報をパラグラフの1行目に配置できない場合の補助手段としてハイライトを使うというアイディアです．

長い文書の管理

　学位論文のように文章量が多い場合，1つの根拠を示すだけで相当量の紙面を割くことがあります．この場合，読み手が期待する情報が先延ばしして提示されないように工夫する必要があります．

　「この主張の根拠が少なくとも3つある．」こんな文で始まる文書を読んだとしましょう．読み手がいち早く知りたい情報には，3つの根拠とは具体的に何かということがあります．もしもこうした期待がある中で，1つ目の根拠についての情報だけが10ページにわたって延々と示されたとしたらどうでしょうか．きっと，「早く第2・第3の根拠の内容を教えてくれ」という気持ちになることでしょう（図2-6）．

　非常に多くのページを割いて1つの根拠について説明する必要がある場合には，はじめに3つの根拠を説明してしまうのが有効です．「この主張の妥当性を示す根拠が，少なくとも3つある．第1の根拠は，○○に関するものである．第2の根拠は，……」といった具合です（図2-7）．文書事例2-1（歩行を支える2つの調整システム）の第1パラグラフは，こうしたスタイルで構成していました．こうすれば，期待する情報が先延ばしされるという印象は軽減されます．特に長い文書の場合，先の見通しを示す情報をあらかじめ提示しておくと，読者は，自分の興味あるセクションを先に読むこともできます．また逆に，興味がないセクションを読み飛ばすこともできます．読み手が読みやすくなるようにガイドできる情報提示方法といえます．もちろん，字数が極端に制限されている文書などでは，こうした構成をすることで余分な字数を使ってしまい，本来提示したかった情報を提示できない場合もあります．ケースバイケースで判断する必要があります．

　先に全体像を示しておくというスタイルは，文書執筆の際だけでなく，口頭でのプレゼンテーションにおいても有効です．大学での90分にも及ぶ授業，または数時間にも及ぶ講演において，長い時間がどのように利用されていくのかも示されず，ただひたすら話を聞いているのは，時に苦痛です．発表の冒頭には，「今日の発表では具体的にどのような内容で展開されていくのか」「いくつの話題があり，それぞれがどの程度の時間配分で提示されるの

第2章 意見伝達の型—パラグラフ・ライティングに学ぶ

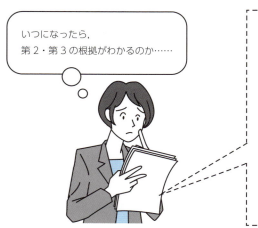

図 2-6　知りたい情報が後回しにされると，文書を読むのが辛い

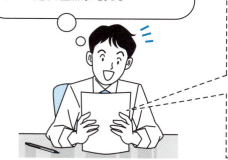

図 2-7　先に全体像を見せておくスタイルで書く

か」「それぞれの話題は聴衆の関心とどのように結びついているのか」といった情報を示しましょう．これにより，聴衆に先の見通しを与えることができます．聴衆はこうした情報に基づいて，集中して聞く話題と息の抜きどころとする話題をあらかじめ選別し，ペース配分もすることができます．こうした配慮は，特に長時間の発表の場合に聴衆の負担をぐっと下げることができます（プレゼンテーションに対する具体的な準備方法は，第5章参照）．

第3節
パラグラフ・リーディング

英文エッセイの構成が短時間で理解できる

　第2節で実感していただいたように，パラグラフの概念の理解は，文書の速読を助けてくれます．文書の一字一句をじっくり読むのではなく，パラグラフの概念に沿って，書き手の意見・主張やその論拠の全体像を把握するように読むスタイルを，パラグラフ・リーディングといいます．このセクションでは，パラグラフ・リーディングのスタイルに沿って英文エッセイを読んでみます．

　英文を読むことに抵抗を感じる人は少なくありません．単語の意味を調べたり，文の構造を理解するのに時間がかかったりするからです．日本語なら数時間で読める文章量でも，英語の文書では数日かかってしまったことや，面倒になってしまい途中で読むのをやめてしまったということを，多くの方が経験しているのではないでしょうか．

　パラグラフの概念を真に理解できると，英語の文書を読む感覚が劇的に変わります．書き手の主張をできるだけ短時間で理解したいのであれば，論文を一字一句，すべてを読む必要はないことを理解できるからです．導入のパラグラフ（第1パラグラフ）については，主題文，つまり書き手の主張（thesis statement）がどこにあるか流動的ですので，パラグラフ全体を読むことも必要です．しかしその後の本文については，1行目の内容を理解すれば，そのパラグラフに何が書いてあるか理解できます．もしも thesis statement に意見や主張が明確に書かれていれば，結論のパラグラフは主張の再掲載となります．極端にいえば，結論に書かれている内容は読まなくともある程度推察できます．今まで，すべての英文を読んで理解しようとしていた書き手の主張が，わずかな文の読解を通して理解できるようになります（図 2-8）．

第3節　パラグラフ・リーディング

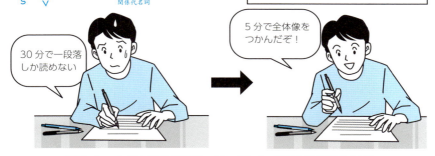

図 2-8　まずはパラグラフ・リーディングで全体像をつかむ

　日本語の文書よりも英語の文書のほうが，パラグラフ・リーディングの有用性を強く感じることができます．もちろん，母国語である日本語で書かれた論文については，特別なテクニックを使わなくても短時間で理解できてしまうため，その有用性を感じにくいという理由もあるでしょう．しかしそれ以上に，英語の文書の多くが，パラグラフ・ライティングのルールに忠実に沿って書かれていることが大きいように思います．書き手がルールを守って書いているから，読み手はそのルールを利用して速読することができるのです．

　外国の大学では，パラグラフ・ライティングの知識を学ぶ機会が豊富にあります．筆者が1年半にわたりカナダで研究していた際に聴講した英作文の授業（アカデミック・ライティング）においても，パラグラフ・ライティングの基礎を徹底的に指導してもらいました．本書執筆にあたってパラグラフ・ライティングのルールに沿って書かれた文書を探すうえでも，英語の文

書を探すほうが，日本語の文書を探すよりもずっと楽でした．もしも英語に極端な抵抗感がないならば，英語の文書に挑戦するほうが，パラグラフ・リーディングができるようになったことを確実に体感できます．

センター試験の英文エッセイに挑戦

これまでに学んだパラグラフの知識を使ってパラグラフ・リーディングができるか，センター試験で採用された英文エッセイで試してみましょう．あくまで目的は，書き手の主張とその根拠を短時間で理解することです．ストップウォッチを使って何分で書き手の主張とその根拠を理解できたか，測ってみるのもよい経験と思います．なお，このエッセイについては，結論のパラグラフについても目を通したほうが，書き手の主張をより明確に理解できます．

試験ではありませんので，自由に辞書を使いながら読んでも構いません．ただ，辞書を調べるのに長い時間を使ってしまうと，パラグラフ・リーディングに基づき短時間で全体像をつかむという趣旨から外れてしまいます．そこで，必要最小限の単語の情報を以下に列挙しておきます．これらを参照しながら，短時間で全体像をつかむことに集中してみましょう．

```
procrastination：先延ばしにすること，後回しにすること
lazy：怠けている，怠惰な
agreement：一致，同意
pleasant：快
confidence：自信
self-control：自制心，セルフコントロール
reward：報酬
overcome：克服する
```

(1) A high school student has a science test on Monday but spends most of the weekend playing video games and does not start studying until late Sunday night. This kind of avoiding or delaying of work that needs to be done is called procrastination. It has been estimated that up to 95% of people procrastinate at least sometimes, and about 20% of them do it too much. Traditionally, people who procrastinate have been considered lazy, but research tells us that this is not true. Learning about the roots of procrastination can help us understand why most people do it to some extent and also help us decrease our own procrastination. Although researchers do not agree on all the reasons behind procrastination, there is general agreement about some factors that can explain it.

(2) The first factor is how pleasant or unpleasant people find a task. Research shows that people will put off tasks they find unpleasant. Many high school students may delay cleaning their rooms or doing their homework. However, many might not delay doing such tasks as responding to a friend's email. It is important to remember that whether or not a task is pleasant depends on the individual. For example, someone who loves bicycles might not delay fixing a punctured tire while someone who does not may put it off.

(3) In addition to how people feel about the job at hand, the amount of confidence they have in their ability to do a task is also related to procrastination. For instance, those who have low expectations of success are more likely to postpone starting a particular job. Conversely, those who believe that they can perform well are more likely to take on challenging tasks rather than avoid them. It should be noted, though, that some counselors argue that too much confidence can also lead to procrastination : some people overestimate how easily they can do a particular task and start too late.

(4) Another factor is whether or not people can exercise self-control. Those who have less self-control can easily drawn away from their work.

第2章　意見伝達の型―パラグラフ・ライティングに学ぶ

Accepting an invitation to sing karaoke on a night when you planned to start working on a presentation could be one example. Self-control, or the ability to resist temptation and stick to a plan, is something many of us struggle with. Interestingly, age is said to be associated with self-control. Research shows that the older people become, the less likely they are to delay doing their work until the last minute.

(5) Lastly, there is a link between procrastination and how long people must wait before they see the reward for an effort. For instance, studying hard in school might not give high school students any immediate rewards ; what they learn might not seem useful to the present. However, studying can provide them with rewards in the future like the knowledge or skills necessary to pursue their dreams. Sometimes, it is hard to see the benefit of making an effort when the reward is too far away. This can explain why many people do not start saving money for their old age when they are young.

(6) What are the roots of your procrastination? Because the behaviors described here seem common to most people, you do not need to completely change your habits if you only procrastinate once in a while. On the other hand, if you feel that your procrastination is a problem, the first step to reducing it is identifying the reasons behind it. Self-help books and websites give numerous techniques for overcoming procrastination, but it is only by understanding the roots of the problem that you can choose the appropriate method for yourself.

（出典：2012年度大学入試センター試験　外国語・英語）

解説：英文エッセイ

　センター試験に出題されたこの英語の文書は，典型的なエッセイの形式で書かれています．第1パラグラフが導入，第2〜第5パラグラフが本文，そして最後のパラグラフが結論です（第2章第2節参照）．ここでの話題は

「procrastination」すなわち，大事なことを先延ばしにすること（先延ばし行為）です．試験日が間近に迫っていても，どうしても勉強するのが嫌で，ついついその準備を先延ばしにすることは，誰にでもあることです．このエッセイでは導入のパラグラフの冒頭に，こうした誰もが経験しそうなエピソードが書かれています．エッセイの話題が，多くの読者にとって身近な話題であることをアピールする狙いがあります．

　このエッセイの thesis statement（文書全体の主題文）は，第1パラグラフの最後の文になります．意訳すると，「研究者たちの間でおよそ見解が一致しているのは，先延ばし行為に影響する要因は複数ありそうだということである」といった内容です．読者諸氏の中には，thesis statement はこの一文ではなく，パラグラフの真ん中にある"Traditionally"で始まる文と理解した方もいらっしゃるかと思います．確かにこの一文は，書き手の意見・主張を知るうえできわめて重要な一文です（「ついつい先延ばししてしまう人を，私たちは怠惰な人だと考える傾向がある．しかし研究によればそれは真実ではない」）．しかし，本文のパラグラフ（第2～第5パラグラフ）では，先延ばし行為の背景にある理由が説明されています．つまり，このエッセイにおける話題の中心は，「先延ばし行為に影響する要因」にあります．このため，この要因について言及した最後の一文を thesis statement と考えるほうが適当です．

　本文を構成する4つのパラグラフについて，1文目を読んで，先延ばし行為に影響する要因として何が挙げられたか，理解できたでしょうか．本文の4つのパラグラフでは，先延ばし行為に影響する要因が4つ示されていました．つまり，各パラグラフにおいて要因が1つずつ説明されていました．「快・不快」「自信度」「自制心」「努力に対する報酬が得られるまでの時間」の要因です．細かな内容はともかく，この4つの要因が示されていることが短時間で理解できたならば，パラグラフ・リーディングに基づいて，本文の全体像を理解できたことになります．

　1文目だけを読んでも何を言っているか具体的にイメージできない場合は，パラグラフの2文目以降を読み進めることで，理解を深めます．たとえ1文目の内容を理解できたとしても，何を根拠にそんなことが言えるのか理

解できない場合には，やはり2文目以降を読みます．こうした場合とは逆に，1文目が非常に共感できる内容であったため，主張のすべてを理解したい時にも，パラグラフの2文目以降を読み進めることは有効です．共感している内容ならば読むのにも時間がかかりませんし，何より書き手との心理的距離感を近づけることになり，内容の理解につながります．

　本文のパラグラフ（第2～第5パラグラフ）では，やらねばならないことを先延ばしにしてしまう4つの要因が示されていました．最初の要因は快・不快です．嫌だなと思うことは先延ばしされやすいことが示されています．第2の要因は自信度です．自信のない作業は先延ばしされがちです．ただしこの要因については，パラグラフの最後に，逆に過度に自信がある場合にも先延ばし行為が起こりやすいとも書かれていました．第3の要因は自制心です．自制心が低い人は，しなければいけないことに向き合うのが苦手かもしれません．そして第4の要因は，努力に対する報酬が得られるまでの時間です．一生懸命頑張ったことに対する見返り(報酬)がすぐに得られない場合，頑張ろうとする行為が先延ばしされる傾向にあります．

　結論には，書き手の意見・主張が再提示されたうえで，読者に対してさまざまなメッセージが書かれています．大事だとわかっていても，つい先延ばししてしまうこと自体は，誰にもあることです．そんな自分を無理に変える必要はないというのが，メッセージの1つです．ただし，そうした自分を変えたいと願うのであれば，まずは先延ばしをしてしまう要因が何なのかを理解することが重要だというのが，このエッセイにおける大事なメッセージです．

　以上のように，パラグラフの概念を理解することで，英文エッセイにおける書き手の主張とその根拠を，短時間で理解することができます．筆者の経験に基づけば，自分自身が書き手としてパラグラフをコントロールできるようになるよりも（パラグラフ・ライティング），パラグラフ・リーディングのほうが，圧倒的に短時間で実践できます．実際のところは，パラグラフ・ライティングのスキル習得には非常に長い時間がかかる，というほうが正確な表現です．一生懸命頑張ってパラグラフの概念を勉強した自分自身に対して，できるだけ短時間で"報酬"を与える意味でも，身近にある英語の論文

やエッセイで，パラグラフ・リーディングを継続的に実践してみてはいかがでしょうか（コラム）．

コラム

ざっと読む：スキミングとスキャニング

　速読に関する専門用語に，スキミング（skimming）とスキャニング（scanning）があります[5]．スキミングとは，パラグラフ・リーディングのことです．要点だけをすくい取って読むようなスタイルの読み方です．パラグラフの概念を理解してこそ効果を発揮できる，速読の武器です．

　一方，スキャニングは特定の情報をいち早く見つけるために探し読みするような読み方です．先ほどのセンター試験の英文エッセイについて，「著者は先延ばしにすること（procrastination）と自信度（the amount of confidence）についてどのように述べていますか？」という問題が出題されたとします．解答のためには，"the amount of confidence"の言葉を本文から素早く探す必要があります．このような探し読みのスタイルがスキャニングです．

　スキャニングはスキミングと同様，実践的に論文を読む中でとても有用です．ある論文において，「65歳以上の高齢者を，転倒危険性の高い人と低い人に分けて調査した」という記述に関心をもったとします．その場合，一字一句読むのをいったんやめて，「具体的にどのように分けたのか」を知るために方法のセクションを探し読みしたり，「転倒危険性の高い人は何人だったのか」を知るために結果のセクションや図表を確認したりします．また，実験結果が期待した内容（仮説）と著しく異なった場合には，「その結果をどのように解釈したのか」をいち早く知るため，考察でそれが書いてあるセクションを探し，先にそのセクションを読んでしまいます．こうした読み方がスキャニングです．

　スキミングやスキャニングの作業は，パラグラフ・ライティングの作法に沿って書かれた文書に対しては比較的容易に実行できます．ただしそれ以外にも，重要なキーワード（専門用語）が文書を通して統一的に使われている必要があります（特にスキャニング）．用語統一の重要性については，第3章第3節で解説します．

✓ パラグラフの概念の理解度を確認する Check Point

＜1つのパラグラフを構成するルール＞
- ☐ ルール1：1つのパラグラフでは1つのトピック（話題）だけについて論じる
- ☐ ルール2：パラグラフ内の配置によって，各文に明確な役割分担をもたせる
- ☐ ルール3：パラグラフの冒頭に，パラグラフにおける意見・主張を書く努力をする

＜複数のパラグラフを構成するルール＞
- ☐ 各パラグラフには役割がある（導入・本文・結論）
- ☐ 文書全体の主題文（thesis statement）が導入に含まれている
- ☐ 各パラグラフの主題文（topic sentence）を1行目に示す努力をする
- ☐ 結論で意見・主張を（再）提示する

✓ 文書（エッセイ・論文）を読む時の Check Point

- ☐ 一字一句読むのではなく，全体像をつかむように読む
- ☐ まずは各パラグラフの役割（導入・本文・結論）を理解するように読む
  ⇒ただし，すべての論文がパラグラフ・ライティングのルールに沿って執筆されているとは限らないという点に注意
- ☐ 導入のパラグラフにある，文書全体の主題文（thesis statement）を見つける
- ☐ 意見・主張の根拠は何かを理解する

理解を深めるための参考文献

1) 迫 桂，他：英語論文の書き方入門．慶応義塾大学出版会，2012
   パラグラフの基礎からエッセイ全体のまとめ方まで，包括的な知識を初学者にわかりやすく解説しています．英語での論文執筆を題材にしていますが，日本語の論文を書く際にも参考になります．
2) 大井恭子（編著），田畑光義，他（著）：パラグラフ・ライティング指導入門—中高での効果的なライティング指導のために．大修館書店，2008
   中高生を対象にパラグラフ・ライティングを指導する際のポイントをまとめた本です．パラグラフの直感的な理解に役立つ章が含まれています．
3) 山村三郎，他：Writing Techniques for College Students—大学生の英語ライティング—センテンスからパラグラフへ．金星堂，2010
   比較的短めの英文エッセイに対してパラグラフ・リーディングができるかを腕試しするのによい教材です．

文献

1) 大井恭子（編著），田畑光義，他（著）：パラグラフ・ライティング指導入門—中高での効果的なライティング指導のために．大修館書店，2008
2) 高橋フミアキ：150字からはじめる「うまい」と言われる文章の書き方．日本実業出版社，2011
3) 迫 桂，他：英語論文の書き方入門．慶応義塾大学出版会，2012
4) 樋口貴広，他：姿勢と歩行 協調からひも解く．三輪書店，2015
5) 井下千以子：思考を鍛えるレポート・論文作成法 第2版．慶応義塾大学出版会，2014

第 3 章　思考と表現の整理―パラグラフ・ライティングの実践

第3章 思考と表現の整理―パラグラフ・ライティングの実践

第1節
大事なことを絞り込む

身近な話題でエッセイを書く

　この章では，パラグラフ・ライティングの知識を実践に生かすポイントを解説します．大事な情報を絞り込み，できるだけ冒頭で示すことや，「意見・主張」と「根拠」のセットで情報を提示することが，エッセイの中でどのように実践されるのかを紹介していきます．さらに，キーワードや専門用語を統一的に使用することが読み手の理解を助けるなど，表現の整理についても説明します．

　身近な話題に関するエッセイを題材にしています．「自分ならどのようなエッセイを書くか」というイメージをもちながら以下の内容をご覧いただき，理解を深めてください．この章で紹介するエッセイは，セラピストの方々にご協力いただき，本書のために執筆をお願いしたものです．ここに記して謝意を表します．エッセイの文章は，個人情報を特定できないようにするための配慮，ならびに本書で主張したいポイントをより強調する目的で，筆者が一部加筆修正しました．

第 1 節 大事なことを絞り込む

> テーマ1
> 現在の職場に勤務して良かったと思うことを挙げ，職場の特色について説明してください．
> ルール
> ・60 分以内で完成させてください．
> ・400～700 字で書いてください．

　エッセイ作成にあたり，2 つの制限を設けました．時間制限と字数制限です．時間制限は，限られた時間の中でパラグラフ・ライティングを実践できるかについて，腕試しをしていただくのが目的です．字数制限は，原稿用紙 1～2 枚の文字量で意見・主張を展開してもらうことを意識しました．字数が多いほど評価が高いといったことはありません．

時間的制約の中で書かれる典型的なエッセイ

　時間制限により十分に練った文書を書く余裕がない中でエッセイに取り組んでもらうと，頻繁にみられる傾向があります．「パラグラフの型にあてはめることはできるものの，意見・主張の明示には至らない」という傾向です．こうした状況に陥る原因は，職場の良い点について列挙することに主眼を置いた結果，それらに共通する特色を意見・主張としてもつには至らなかった，ということにあります．典型事例を見てみましょう．

> 文書事例 3-1 ｜ 時間的制約の中で書かれる典型的エッセイの型
>
> 　当院の特色は自己研鑽やプライベート面を充実させることができるという 2 つの点にある．
> 　当院は，急性期病院であり，1 年間に約 1 万台の救急車の受け入れをしており，非常に多くの症例を経験することができる．多くの職員が，患者一人一人に向き合い，質の高い医

> 療を提供することを通して，自己研鑽に励んでいる．また当院では，職員が自己研鑽を図るための環境が整っている．図書館には，多くの専門書や雑誌が置いてあり，インターネットからも文献の閲覧をすることができる．こうしたことから，医療従事者として成長できる機会が豊富にある．
>
> 　また，当院ではプライベート面を充実させることができる．まず，院内のクラブ活動が盛んであることが挙げられる．医師，看護師，他医療従事者を問わず，職種を超えてクラブ活動を行うことで，日ごろの疲れやストレスのリフレッシュを図り，仕事上のコミュニケーションも円滑にすることができる．次に，当院は比較的休暇が取りやすい環境にある．スタッフが交代で休暇を取ることで，家族サービスや長期旅行のための時間に充てることができる．
>
> 　以上のことから，当院では，自己研鑽やプライベート面を充実することができる環境が整っていると考える．
> （エッセイ寄稿者の同意を得て，筆者が一部加筆修正）

　この典型例は，見た目にはパラグラフの概念に沿って書かれています．冒頭のパラグラフで，"職場の特色（良い点）が２つある"と宣言し，それに続くパラグラフでその２点（自己研鑽を積める環境，プライベート面の充実）を具体的に説明し，最後のパラグラフをまとめのパラグラフとしています．このため，短時間で内容を理解できるという意味では読みやすいエッセイです．

　しかしながら結論のパラグラフを見ると，エッセイが理想的な形では終わっていないことがわかります．結論のパラグラフでは，本文で挙げた２つの特色を，再度キーワードとして提示するだけにとどまっています．本来，結論のパラグラフで求められる，「意見・主張の再提示」というのは，単に本文で挙げた語句を再提示するのではなく，導入のパラグラフで述べた意見・主張を，本文で述べた根拠の内容を使いながら，再度別の言葉を用いつつ提示するというものです．この点を考えると，このエッセイにはまだ改善の余地があるといえます．

第1節 大事なことを絞り込む

意見・主張を1つに絞る

　実は，文書事例3-1で結論のパラグラフがうまくまとまらなかったのは，結論の書き方に問題があるのではありません．したがって，単に結論のパラグラフだけを書き直しても，あまり大きな変化はみられません．ここでの問題は，冒頭の段落にある主題文（thesis statement）にあります．つまり，職場の特色についての自分の意見・主張を「2つある」とした点です．このエッセイで取り上げられた"自己研鑽を積める環境"と"プライベート面の充実"は，いずれも魅力的な特色です．しかしこの2つの特色は，両者を通して共通にみられる職場の特色をアピールすることを意図して，戦略的に取り上げられたものではありません．その結果，パラグラフの基本形である「意見・主張」＋「根拠」という構成ではなく，「意見・主張（2つあること）＋その説明（2つの詳細）」という構成になってしまいました（**図3-1 左**）．

　もしもこのエッセイをより良いものにするのなら，意見・主張として述べる職場の特色を1つにすべきです．例えば，職場の特色を「環境の良さ」という1つの内容にします．そのうえで，ここに示した2つの話題を，環境の良さを示す根拠として使用します．「自己研鑽を積める環境の充実」そして

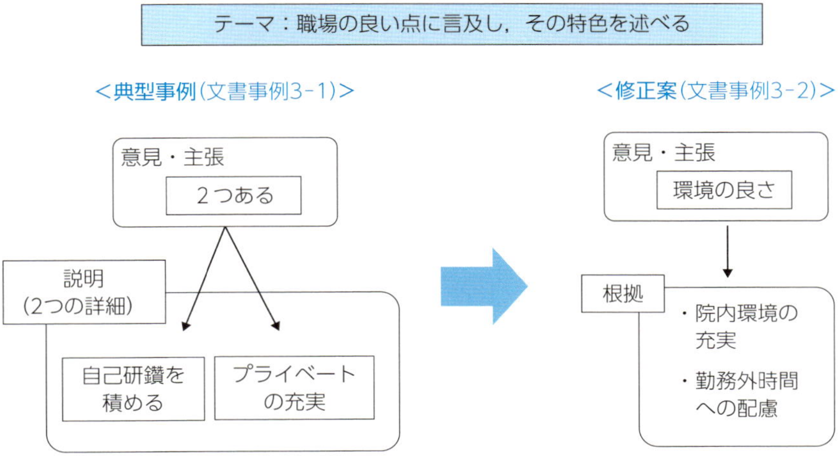

図3-1　2つのエッセイ事例の構成

「プライベート面の充実をサポートする勤務外環境の充実」と表現を微調整すれば，環境の良さを示す根拠として使用できます．このようにして，1つの意見・主張としてエッセイ全体を束ねていきます（図 3-1 右）．これらの修正を加えた文書事例 3-2 を見てみましょう．太字部分が修正箇所です．

文書事例 3-2 文書事例 3-1（典型的なエッセイ事例）の改善案

　当院の魅力的な特色は，**環境の良さ**にある．日々の臨床を通して着実に自己研鑽を重ねるための院内環境が充実している．加えて，**勤務時間外の充実をサポートする環境整備**も行き届いている．　── 意見・主張を「環境の良さ」に変更．表現も微調整

　当院の**院内環境の充実**は，豊富な症例経験や情報検索のしやすさに見ることができる．当院は急性期病院であり，1年間に約1万台の救急車の受け入れをしており，非常に多くの症例を経験することができる．多くの職員が，患者一人一人に向き合い，自己研鑽に励んでいる．また当院**の**図書館には，多くの専門書や雑誌が置いてあり，インターネットからも文献の閲覧をすることができる．**このように，当院は症例経験の豊富さにおいても情報検索のしやすさにおいても環境が充実しており，**医療従事者として成長できる機会が豊富にある．　── 字数調整／「環境の良さ」になじむ文言に変更

　加えて当院は，勤務時間外の充実に寄与する環境も整備されている．その代表例は，院内のクラブ活動**である**．医師，看護師，他医療従事者を問わず，職種を超えてクラブ活動を行うことで，日ごろの疲れやストレスのリフレッシュを図り，仕事上のコミュニケーションも円滑にすることができる．**また，**当院は比較的休暇が取りやすい環境にある．スタッフが交代で休暇を取ることで，家族サービスや長期旅行のための時間に充てることができる．**こうした勤務時間外の充実が，勤務の質向上にも寄与していると考える．**

　質の高い医療を提供するためには，セラピスト個人の努力もさることながら，それを支える環境設備が不可欠である．**当院は，急性期病院としての設備充実だけでなく，セラピス　── 本文で用いた言葉を使用し，意見・主張を再提示

> トが着実に成長し，プライベートも含めて充実した日々を過ごすための環境が整っている．こうした環境を最大限に生かして，これからも自己研鑽に励んでいきたい．

　エッセイの主旨は，オリジナルの文書（文書事例 3-1）とほとんど変えていません．しかし，「環境の良さ」という 1 つの意見・主張に絞ったことで，下に続く文書がその根拠を説明するスタイルとなり，パラグラフの基本形に沿った構成になりました．

関連要素をたくさん書く≠意見・主張

　典型的なエッセイの事例からわかることは，エッセイのテーマにフィットする要素（先ほどのエッセイでは，職場の良い点，または職場の特色）をたくさん挙げただけでは，筋の通った意見・主張の形成にはつながらないということです．日常会話の中で，「好きな食べ物は何ですか？」と聞かれたら，自分が好きなものを思いつく限りたくさん挙げて自分自身を知ってもらうことも，良いことかもしれません．好きな食べ物それ自体が，個性や独自性を表現しうるからです．しかし，エッセイや小論文の中で「あなた自身が好きな食べ物に言及しつつ，日本の食文化について 1,000 字以内で論じなさい」といった形で聞かれたとすると，状況が異なります．好きな食べ物は，あくまで例示です．その例示に基づいて展開する内容で，個性や独自性を表現します．和洋中，スイーツと，好きな食べ物をすべて並べてしまっては，食文化について 1 つの骨太な意見・主張を述べるのが難しくなります（図 3-2）．

　もちろん，自分の好きな食べ物をすべて並べたうえで，「日本食はバラエティに富んでいる」といった意見・主張を述べることは可能でしょう．しかしそうした意見・主張は，必ずしも自分の個性や独自性を表現できてはいません．「日本食はバラエティに富んでいる」という意見・主張は，多くの人にとって容易に思いつきやすい，ありきたりの考えだからです．1 つの食べ物に限定し，それが象徴する日本の食文化（例えば，四季を意識した食材選び，だし文化）について，1 つの意見・主張を展開させるほうが得策です．

第3章 思考と表現の整理―パラグラフ・ライティングの実践

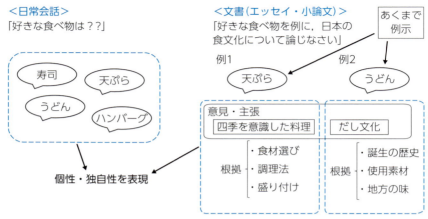

図3-2 文書では意見・主張が個性・独自性を表現する

　職場の特色に関するエッセイについても同じことがいえます．職場の特色それ自体は，あくまで職場の特色です．「あなたはどうしてそれを職場の特色と位置づけるのか」という考え方に，書き手の個性・独自性が表れます．個性・独自性を鮮明に打ち出すために，まずは意見・主張を1つに絞り込む必要があります．

　意見・主張を1つに絞り込む前にエッセイを書いた結果，ありきたりの結論に陥ってしまうという問題は，入試の小論文対策に関する書籍の中でもしばしば指摘されることです．吉岡[1]は『大学・大学編入学 社会人入試の小論文〔改訂版〕』の中で，横浜市立大学大学院で出題された「現代人と読書について述べよ」という小論文を事例に挙げ，この問題を指摘しました．この小論文のテーマは，具体的に何を書いてほしいのかが一義的にわかるようには書かれていません．このため，"現代人"と"読書"というキーワードから連想される内容として"昔に比べて読書をしなくなった"といったありきたりの結論となる危険性があります．

　小論文がありきたりの議論に陥ることを防ぐ対策として，吉岡は"問題の形式になっていない問題を，問題の形に直すべき"と提案しています．例えば「現代において，読書は本当に有益な情報源なのか？」のような問いです．

この問いでは，本を情報伝達媒体の1つに捉えています．これにより「読書離れ＝古き良き習慣の衰退，知的活動の低下」といったありきたりの議論ではなく，「現代では多様な情報伝達媒体があり，その中で読書がもつ意義」について議論することができます．問題はいくつも提案できますが，小論文では取り扱う問題を1つに絞り，その問題に対する意見・主張の中に，個性・独自性を見せるわけです．

大学生のエッセイ事例から

　先に紹介したエッセイ（テーマ1）は，もともと筆者が大学生（学部生）を対象とした授業の中で利用している以下のテーマを修正したものです．授業の中で学部生にこのエッセイを書いてもらうと，やはり文書事例3-1で示したような典型事例，すなわち，「パラグラフの型にあてはめることはできるものの，意見・主張を明示することにたどり着かない」事例が多くみられます．大学生の事例からも学べることが多くあります．以下に紹介します．

> テーマ（参考）
> この大学に入学して良かったと思うことを説明してください．

文書事例 3-3　｜　典型的なエッセイの事例

　私が大学に入って良かったと思うことが，大きく3つある．
　第1に，少人数制である点である．この大学では，私立大学等に比べて少人数制がとられていることから，学生数に対する教員の数が多く，手厚い指導が受けられる．（以下，略）
　第2に，多様な学びが実践できることである．この大学では，教養科目として，自分が学びたい科目を自由に選択できるシステムがある．加えて，自分の主専攻のほかに副専攻コースを受講することで，主専攻とは別の学問についても深

く学ぶコースが提供されている．(以下，略)
　第3に，学ぶ意識の高い友人に出会えたことである．私の周りには，勉強や卒業後の進路に対してとても高い意識をもつ人が多い．こうした友達と時間をともにすることで，私自身も一日一日を無駄にせず，充実した学生生活を送ることができている．(以下，略)
　以上のように，本学の特徴は少人数制，多様な学び，意識の高い学生が多くいることの3つで説明できる．こうした大学の強みを生かしながら，今後の学生生活を送っていきたい．
(学生の事例を参考に筆者が作成)

　この事例は，この章の冒頭で紹介した典型事例（文書事例3-1）とまったく同じパターンです（**図3-3左**）．大学生の名誉を守るために言っておきますと，彼らは不利な状況のもとでエッセイに取り組んでいます．そもそも，テーマが言葉足らずな設定になっています．「この大学に入学して良かったと思うことを説明してください」とだけ書いてあり，何を意見・主張として書いてほしいかをはっきりとは明示していません．学生にしてみれば，入学して良かったと思うところを，パラグラフの概念に沿って複数挙げればよいと勘違いしても不思議ではありません．さらに授業時間の都合上，学生たちはたった30〜40分でエッセイを完成させる必要がありました．たとえテーマ自体が身近でも，時間的制約がある中でエッセイをまとめる作業は大変です．このような不利な状況でも，筆者が勤務する東京都立大学では，ほとんどの学生がA4用紙1枚程度の分量でエッセイを仕上げます．限られた時間の中で構成を考え，一定の文章量で執筆できるだけでも，本学には質の高い学生たちが揃っているなと感心するものです．制約の厳しい状況の中で書いたエッセイが典型事例のパターンになってしまうのは，しかたのないことともいえます．
　ただし，一部の学生はこうした状況の中でもポイントを1つに絞り，パラグラフ・ライティングを実践することができます．その一例を見ていきましょう．

> **文書事例 3-4** 　1つの事例に絞って書かれた事例 1

　私は大学祭実行委員として大学祭にかかわったことで，この大学に入学して良かったと実感しました．大学祭に参加する側ではなく，運営側として参加することで，素晴らしい経験をし，大きな満足感を得ました．
　第1に，大学祭での飲酒状況に満足しました．大学祭では飲酒に関するトラブルが絶えないことから，通常，さまざまな規制がかけられます．しかしこの大学では，アルコールの販売に対する自由が認められています(中略)．他大学と比較し，これだけ自由が認められた状況の中で大学祭を運営できるということは，それだけ大学生の意識が高く，ルールが自主的に守られるということを示すものです．運営側としても，こうした自由の中で運営ができるということは，これ以上ない幸せだと思います．
　第2に，地域住民とのかかわりに満足しました．この大学は，都心の大学と違って住宅地の中にあります．このため大学祭には，若者だけではなく，地域の高齢者や子どもたちも多く参加します．大学祭には，地域住民の方々にも楽しんでいただけるようなプログラムが多く組まれています．また，大学祭の騒音で地域住民の方々に迷惑をかけないことも重要です．今年の大学祭については，地域住民からは苦情はありませんでした．地域住民から認められた大学祭が行われたことを示しています．
　以上のように，私は大学祭実行委員を通して，大学に在学する学生の素晴らしさに触れることができました．自由が与えられた環境の中でも，自らルールを守り，地域住民への配慮も忘れない中で，大学祭というイベントを楽しむことができるのは，学生の意識の高さを物語っていると私は思います．
(学生の同意を得て，一部加筆修正を行ったうえで掲載)

第3章　思考と表現の整理─パラグラフ・ライティングの実践

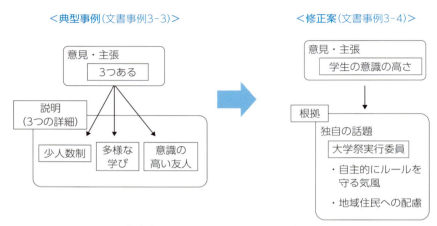

図3-3　大学生における2つのエッセイ（事例）の構成

　この学生は大学祭実行委員としての経験を通して，モラルがある学生が多く在籍していることを知り，それこそが大学の誇るべき特色であると主張しています（**図3-3右**）．大学に入って良かったことが，ほかにもいろいろあったはずです．しかし，その中で最も印象深かった，1つのことに絞り込むことで，意見・主張を明示することができました．大学祭実行委員という特別な体験を例示に使ったことも，この学生の独自性を示すうえで適切だったといえます．

　最後に，この節の内容を総括します．意見・主張を1つに絞り込むことで，筋の通ったエッセイを展開させることができます．思いついたことを無計画に散りばめて書かれた文書や，「あれも大事・これも大事」と，多くの情報を詰め込んだ文書の場合，書き手の意見・主張がクリアーに伝わらず，高い評価が得られません．

　エッセイを書き始める前に，思いついたことを紙に書き起こしておくことが，エッセイの執筆を助けてくれることもあります．準備段階として思いついたことを妨げずに記録しておきます．エッセイを書く段階では，それらの

第 1 節　大事なことを絞り込む

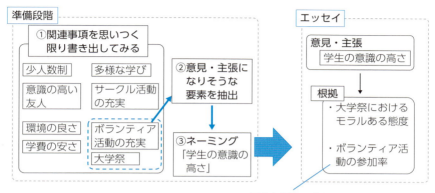

図 3-4　準備段階で思いついたアイディアの中から，意見・主張を絞り込む

中で本当に自分が言いたいことは何かを吟味し，それに見合うエピソードだけを選んで文章にしていきます（図 3-4）．（次ページコラム）

コラム

1つの発表や論文で言えることは1つ

「1つの発表や論文で言えることは1つ」という言葉は，大渕憲一氏（現放送大学宮城学習センター所長・特任教授，東北大学名誉教授）が，大学院のゼミスタイルの授業の中でコメントされた言葉です．筆者にとって大渕氏は，学生時代に強く影響を受けた大学教員でした．直接の指導教官ではありませんでしたが，授業の抜群の面白さや，場の雰囲気に即しながらも常に理路整然としたスタイルのスピーチに，心から感銘を受けました．自分もいつかそのようになりたいと思い，大渕氏の発言を聞ける際には，その一つ一つに注意を向けていました．

正直なところ当時の私には，冒頭に紹介した言葉の本質的な意味が理解できませんでした．発表時間が長くなるほど，発表に含まれる情報が必然的に多くなります．情報が多くなれば，さまざまな内容を話せるはずです．大規模な研究や，複数の実験を積み重ねるような研究の発表では，複数の目的が提示されることは珍しくありません．このため「1つの発表や論文で言えることは1つ」という発言がピンときませんでした．この考えは，論文を読む立場として考えても同様でした．何十ページもの論文を四苦八苦して読んでいた当時，その論文に1つのことしか書かれていないという感覚はありませんでした．むしろ，論文には非常にたくさんのメッセージが埋まっているので，それらすべてのメッセージを余すことなく理解するのが論文読解だという感覚で読んでいました．

しかし，パラグラフの概念を学び，改めて大渕氏の言葉に立ち返ってみると，その意味が理解できます．これまで紹介してきたように，比較的文章量の短いエッセイにおいて，書き手の意見・主張を1つに絞り込むことで，クリアーにその考えを伝えることができました．パラグラフが増えることで文字量・情報量が増えても，そこで増えるのは，意見・主張を述べるための根拠です．意見・主張が2つになるわけではありませんでした．先ほどの大渕氏の言葉は，どんなに文章量が多い論文であっても，またどんなに発表時間の長い発表であっても，この基本原則は変わらないということを伝えています．大渕氏にとって学生の発表は，「あれも大事，これも大事」と複数の意見・主張をしたことで，発表者のメッセージが伝わりにくくなっていることを指摘したと推察できます．

第2節
大事なことを際立たせる

　第1節では，意見・主張を1つに絞り込むことの重要性について解説しました．第2節では，絞り込んだ意見・主張を際立たせるための3つのポイントについて解説します．どっちつかずの意見・主張を避けること，テーマに対する視点を明確にすること，根拠を明示することの3つです．エッセイのテーマとして，第2章で例示したテーマをそのまま用いました．

テーマ2

「リハビリテーション従事者は大学院に進学して研究手法を学ぶべき」という考えに対してどのように考えるか説明してください．

ルール
・60分以内で完成させてください．
・400〜700字で書いてください．

どっちつかずの意見・主張を避ける

　「リハビリテーション従事者は大学院に進学して研究手法を学ぶべき」という考えに対して，100％賛成もしくは100％反対と断言できる人は，そう多くないと推察します．確かに，科学的根拠に基づく医療の考えが浸透しつつある現代において，研究手法を学ぶ意義には一定の理解が得られるはずです．とはいえ，すべての医療従事者が大学院で研究手法を学ぶべきだとは，誰も考えないでしょう．そもそも，大学院に進学したら必ず研究手法が身につくという考えは幻想にすぎないと，大学院教育に携わる筆者自身が感じていることです．賛成の意見と反対の意見の双方があって当然です．

第3章 思考と表現の整理―パラグラフ・ライティングの実践

しかしだからといって，エッセイの意見・主張を次のようにしてしまうのは問題です．

> 私はこの意見に対して一部賛成，一部反対である

　意見・主張を「一部賛成，一部反対」とすると，本文のパラグラフで，賛成する部分と反対する部分をそれぞれ説明する構成になります（図 3-5）．この構成は，第 1 節の典型事例（意見・主張を 1 つに絞り込めていない文書事例 3-1）と，同じ形になってしまうことがわかります．

　エッセイや論文で，100％正しいとか 100％間違いであるといったテーマが扱われることはまれです．大抵は議論が分かれるようなテーマが扱われ，書き手の個性や独自性を示す意見・主張を述べることが期待されます．何十ページにもわたる文書であれば，賛成・反対それぞれの部分についてまとめ，そのうえで総合的な判断を下すような構成でまとめることも可能です．しかし字数制限が厳しい場合には，あえてどちらか一方の立場で議論をするほうが，一貫した意見・主張を展開しやすくなります．通常，賛成か反対かを述べるエッセイや小論文において，賛成・反対の意見そのものに書き手の

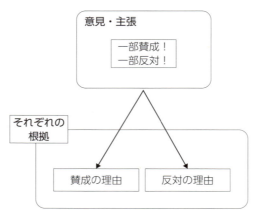

図 3-5　一部賛成・一部反対という意見・主張の構成
意見・主張が絞り込めない場合（第 1 節，図 3-1 左）と同じ構成になってしまう

個性・独自性が表れるということはありません．むしろ，どのような理由から賛成/反対の立場をとるのかという説明に，書き手の個性・独自性が表れます[1]．

そもそもこのエッセイにおいて，"100%賛成/反対"という意見を表明する必要はありません．ここで改めて，同じテーマに対する仮想事例であった第2章の事例（文章事例1-1）を振り返ってみます．よく読むと，意見を述べるうえで限定がかかっていることがわかります．枠の中の下線部に注目してください．

> <u>もしも研究を通してリハビリテーションの有益性を実証したいならば</u>，大学院進学を考えるべきである．

書き手は，すべてのセラピストが大学院で研究手法を学ぶべきだとは考えていません．あくまで，研究を通した情報の客観化・数値化に価値を感じる人は，大学院を積極的に利用すべきだと言っているだけです．このように，エッセイにおいて賛成/反対いずれかの立場をとるということは，自分自身がその意見に100%賛成/反対しているという意味ではありません．エッセイにおいて首尾一貫した意見・主張を展開させるために，自分がとる立場を1つにするということにすぎないのです．

テーマに対する視点を明確にする

先ほどの説明では，「研究を通してリハビリテーションの有益性を実証したいと考える者」というように，人を限定した形で賛成/反対を述べる方法が説明されました．別の方法として，このテーマをどのような視点で考えるのかを限定し，明確にするという考え方もあります．それが以下の事例のような「○○の視点に立てば，この意見には賛成/反対」という説明の仕方です．

文書事例 3-5　テーマに対する視点を明確にした例

　確かに，研究手法を学ぶ方法として，大学院進学には一定の魅力がある．しかしながら私は，大学院進学にかかる<u>時間的・経済的コストを考えると</u>，それに見合う成果は得られないと考える．　　　　　　　　　　　　　――視点を限定

　　一般に，修士課程を修了するためには，30 程度の単位の取得が必要である．またそれ以外にも，学位論文提出のための実験・調査の実施が求められる．それらに要する時間を考えると……（中略）　　　　　　　　　　　――時間的コストの説明

　　さらに，大学院進学にかかる金銭的な負担も決して無視できない．年間授業料が 100 万円を超える私立大学が珍しくないなど，大学院進学のための費用は負担が大きい．また，自宅や職場の近くに理想的な大学院があるとは限らず，交通費などの点でさらに費用がかかるケースも少なくない．（略）　――経済的コストの説明

　このように，大学院進学にかかる時間的・経済的コストは非常に大きい．大学院におけるたった数年の研究経験で，研究手法をマスターすることなど到底できないということを考えれば，大学院進学に莫大なコストをかけるよりも，エビデンスを得るための別の手段を考えるべきである．例えば，研究者との共同研究といった方法は有用なのではないか．

（エッセイ寄稿者の事例を参考に筆者が作成）

根拠をわかりやすく明示する

　この章ではここまで，意見・主張が明確でない問題に着目してきました．ここからは意見・主張を際立たせる根拠の明示の仕方について見ていきましょう．パラグラフの概念が教えてくれることは，「意見・主張」+「根拠」のセットで論を展開する，ということです．第 2 章で解説したように，パラグラフ内の各文に対して，主題文，支持文，結論文という役割分担をもたせ，その中で「意見・主張」と「根拠」の両者を明示していくのが，パラグラフの基本的なルールです．

第2節　大事なことを際立たせる

　次の文書事例3-6では，根拠の明示に改善の余地があります．この文書事例を通して，根拠の明示に必要な2つのポイントを解説します．「大事なことは先に書く」というポイントと，「想いが先走るのを避ける」というポイントです．まずは，「大事なことは先に書く」ことについて解説します．文書事例の中の枠で囲んだ箇所にご着目ください．

文書事例 3-6 ｜ 意見・主張を支える根拠が適切な位置に示されない事例

　私は，セラピストは大学院に進学して研究手法を学ぶべきだと考える．現在，リハビリテーションを行ううえでのエビデンスは十分とは言えない．そのため，確固としたエビデンスに基づいた治療ができているとは言い難いのではないか．エビデンスを向上させるため，研究を行うようにと言われることは多々ある．しかし，研究を行う方法がわからない，そもそも研究を指導できるものがいないという施設は多くある．そのような現状でやみくもに研究をしたところで，エビデンスを向上することができるような研究論文を作成することは困難だと考える．しかし，実際の現場で患者を治療していることで生まれる，疑問や問題などのエビデンス向上のためのヒントを，利用しないことは非常に惜しい．臨床の現場にて日々患者と接しているセラピストたちが，大学院にて研究手法を学ぶことで，それら疑問や問題を研究にて解決することができ，ひいてはエビデンスの向上につながるのだと考える．また，大学院で学んだ研究手法を，各施設にてフィードバックすることで，研究するセラピストが増え，確固としたエビデンスに基づいた治療を行うことができるようになるのだと考える．
（エッセイ寄稿者の同意を得て，一部加筆修正を行ったうえで掲載）

- 根拠説明のための前置きの情報
- 別の意見・主張を連想させる説明
- 賛成の立場をとる根拠

　この文書事例では，意見・主張が1文目で明示されています．セラピストならば大学院に進学して研究手法を学ぶべきだというメッセージです．読み

手は，そのような立場をとる根拠は何かを知りたくなります．本来ならば，その根拠が意見・主張のすぐ下に書いてあってほしいところです．しかし文書事例3-6の場合，枠で囲んだ4つの文が明確に根拠を示す形式では書かれていません．むしろ，根拠を示すための前置きのような情報になっています．各文を以下のような形で示すと，この事実に気づきやすくなります．

> ＜書き手の意見・主張＞
> セラピストは大学院に進学して研究手法を学ぶべきだ
> ＜根拠が書かれるべき箇所（枠で囲んだ箇所）で書かれていた内容＞
> ・現在，リハビリテーションを行ううえでのエビデンスは十分とは言えない．
> ・そのため，確固としたエビデンスに基づいた治療ができているとは言い難いのではないか．
> ・エビデンスを向上させるため，研究を行うようにと言われることは多々ある．
> ・しかし，研究を行う方法がわからない，そもそも研究を指導できるものがいないという施設は多くある．

このように示すと，枠で囲んだ各文が，意見・主張に対する根拠を直接的に明示してはいないことがわかります．おそらく書き手は，これから説明する根拠を十分納得してもらうためには，前置き情報があったほうがよいと考えたのでしょう．しかし，読み手の立場に立ってみると，先に根拠を明示されずに前置き情報が提示されても，それらをどのように意味づけてよいかがわからず，有益な情報にはなりません．前置き情報が長ければ長いほど，「結局この書き手は何が言いたいのか」という印象を抱いてしまいます．

文書事例3-6では，書き手は1文目に意見・主張を明示できました．つまり意見・主張については，「大事なことは先に伝える」の原則を守って提示できました．しかし根拠の説明については，「大事なことは先に伝える」の原則を守ることができませんでした．この文書事例で，書き手が根拠としているのは「科学的根拠の確立（エビデンス向上）のために臨床場面での研究実践が推奨されているものの，研究手法を体得しているセラピストの数が少ない

から（推奨されても実践できないから）」です．この内容が先に明示されれば，枠で囲んだ内容全体を，根拠に結びつく情報として理解しやすくなります．

想いが先走るのを避ける

今度は，文書事例3-6の点線をつけた2文に着目してみます．

・そのため，確固としたエビデンスに基づいた治療ができているとは言い難いのではないか．
・実際の現場で患者を治療していることで生まれる，疑問や問題などのエビデンス向上のためのヒントを，利用しないことは非常に惜しい．

この2文は，どちらかといえば意見・主張を連想させる文です．書き手の想いが書かれており，意見・主張に対する根拠のようには読めません．筆者は文書指導の中でこうした文を見つけた際には，「想いが先走っている」とコメントします．一般に，根拠を示す一連の文は，客観的な情報を論理的に示すことが求められます．淡々と事実を述べていくような印象です．下手に書き手の熱いメッセージを加えてしまうと，根拠が薄いと感じさせる文書になるリスクがあります．意見・主張に対して強いこだわりや熱い想いをもつ時ほど，その意見・主張を支える根拠は，冷静に，淡々と事実を積み上げるように説明する必要があります．

意見・主張を際立たせるためには，根拠の妥当性が不可欠です．この点について，迫ら[2]は次のように説明しています．「いかに主張が重要であるといっても，とにかくそれだけを述べていればいいわけではありません．主張には，最終的に正しいか，間違っているかを決定することができない内容のものも多くあります．だからこそ，なるべく多くの人に理解してもらえる方法（具体例やデータの提示，専門家の意見の引用など）で，その妥当性を示す必要があるわけです」．本書の第4章では，科学的根拠として数値データを扱う際の注意や，文献の引用について解説しています．併せてご参照くださ

い．

　最後に，文書事例3-6の修正案を考えます．根拠の明示に関する2つの問題を解決することが主眼です．ただしこの文書事例については，併せて意見・主張の文についても微調整が必要です．1文目は，"すべてのリハビリテーション従事者が"大学院で研究手法を学ぶべきと主張しているように読めます．しかし最後の一文を読むと，実際の主張は少し異なります．そこには，「大学院で学んだ研究手法を，各施設にてフィードバックすることで，研究するセラピストが増え，確固としたエビデンスに基づいた治療を行うことができる」と書いてあります．つまり，大学院で研究手法を学ぶリハビリテーション従事者の数が増えることについて肯定的であるというのが，書き手の真の意見・主張といえます．

　さらに，文書事例3-6では，「研究手法を学ぶ必要性」についてはアピールしていますが，「大学院に進学する必要性」についてはアピールできていません．そこで，第2章で紹介した文書事例1-1の記述から，「大学院は研究手法を集中的かつシステマティックに学べる場所である」ということを根拠に加えます．模式的には，次のような形式で修正文書を構成します．

> ＜書き手の意見・主張＞
> もっと多くのセラピストが，大学院で研究手法を学ぶべきだ
> ＜根拠＞
> ・エビデンス向上のために臨床場面での研究実践が推奨されているものの，研究手法を習得しているセラピストの数が少ない
> ・大学院は研究手法を集中的かつシステマティックに学べる場所である

　この構成に沿ってさえいれば，細かい表現（意見・主張の一文をどのように表現するか，根拠の説明をいくつの文で構成するか，など）については，書き手の好みで柔軟に変えられます．

文書事例 3-7 | 文書事例 3-6 の修正案

　私は，もっと多くのセラピストが，大学院で研究手法を学ぶべきだと考える．科学的根拠に基づいたリハビリテーションの実践が提唱されているにもかかわらず，その実践に不可欠な知識をもったセラピストの数が圧倒的に少ないからである．研究手法を集中的に学ぶ方法として，大学院進学は最善の方法と考える． ── 意見・主張／根拠の概要（研究手法を学ぶ最善の方法）

　科学的根拠に根ざしてリハビリテーションを実践するという考え方が定着しつつある．その実践のためには，研究を通して得られた知見を臨床に生かすことが不可欠である．にもかかわらず，現状では研究に関する専門的知識を有するリハビリテーション従事者の数が十分ではない．このため，実践的に研究ができるリハビリテーション施設は限られている．もちろん，すべてのリハビリテーション従事者が大学院などで研究手法を専門的に学ぶというのは，非現実的な発想だろう．しかし，専門的な訓練を受ける従事者の数を増やし，その従事者が他の従事者の研究活動をサポートするといった体制を，もっと組織的に作るべきではないか． ── 根拠の背景（研究手法を学ぶ意義）

　大学院では，データを測定するための手法や，得られたデータを論文や学会で発表するためのスキルを包括的に学ぶことができる．研究法に関する授業や，自らが研究を通してデータを測定する実験・調査の授業が提供されている．わずか数年の期間で，研究手法を集中的かつシステマティックに学べる方法として，大学院進学の道を選択することには一定の理がある． ── 根拠の詳細（大学院進学の意義）

　大学院のような専門機関で研究手法を学ぶセラピストがもっと増えるべきだ．そうしたセラピストの存在なくして，科学的根拠に基づいたリハビリテーションは実践できない．こうした意識のもと，セラピストが大学院に進学しやすい環境の整備も併せて必要である． ── 結論

第 3 章　思考と表現の整理—パラグラフ・ライティングの実践

コラム

想いを伝えることを忘れない

　パラグラフ・ライティングは，意見伝達のための型です．しかし，型にはめることを意識しすぎて，想いが読み取りづらい文書を書いてしまっては本末転倒です．

　先日，中学1年生の子どもが持ち帰った学級通信を見て，驚いたことがあります．校外学習の感想文の例が載っていましたが，そのうちの一例が"完璧な"パラグラフ・ライティングで書かれていたのです．非の打ちどころのない文書により，実習を通して「仲間の重要性を学んだこと」が記されていました．大学生にパラグラフ・ライティングの模範として見せたいほどのクオリティでした．おそらくその中学生は，受験対策として小学生のうちにパラグラフ・ライティングをしっかり学んだのだろうと推察します．

　文書としては完璧なのですが，筆者にはどうにも違和感が残りました．ひと言でいえば，校外学習の場で感じたであろう「情感」が読み取れないことの違和感です．理路整然と書かれているものの，校外学習を通してその子が見聞きしたこと，肌で感じたことは何だったのかを読み取ることができませんでした．本当にその子は仲間の重要性を感じながら実習期間を過ごしたかもしれません．しかし私には，文書としては未熟でも，その場で体験したことをストレートに表現した，一般的な中学生の感想文のほうが，実際に何を感じたのかを理解しやすいと感じました．

　想いをクリアーに伝えるために，パラグラフ・ライティングの作法があります．自分が何を考えているのか，何を伝えたいのかということに向き合うために，パラグラフ・ライティングが役に立つという言い方もできます．型にはめれば自動的に想いが生まれるわけではありません．想いを文書にこめることを忘れないようにしましょう．

第3節

表現の整理

重要語句・専門用語の統一

　このセクションでは，重要語句や専門用語を統一して使うことの重要性について解説します．以下のエッセイ（文書事例3-8）について，枠で囲んだ語句に着目してご覧ください．枠の中だけを読んでも，その先の解説は理解できます．

文書事例 3-8

　私が現在の職場に勤務して良かったと思う点は，非常にさまざまな疾患の患者を担当することができ，さまざまな視点から治療を考えることができるようになったことである．当院は地域の中核病院としての役割を担っており，整形外科疾患，脳血管疾患，内部障害とさまざまな疾患の患者を経験することができる．また，民間病院ではなかなか経験することのできない，特殊疾患の患者なども多く経験することができる．昨今，リハビリテーション分野において，専門性が重要視されている．しかし，実際の臨床現場において担当する患者は，純粋に脳梗塞の症状のみを呈していることは，ほとんどないと言ってもよい．入職当初から，脳血管疾患のみを経験している理学療法士は，そのような場合，患者一人一人に合った最も効果的な治療を提供することができるのだろうか．得意な分野での治療は，高い水準のものが提供できるが，実際の患者の問題がもっと別のところにある場合，全体像を考慮した治療が難しくなるのではないかと考える．以上か

ら，この職場に勤務したことで，さまざまな疾患の患者を経験することができ，患者の全体像を把握した治療が行えるようになったということが，良かった点だと考える．
（エッセイ寄稿者の同意を得て，筆者が一部加筆修正）

　職場の良い点について，冒頭の主題文では「さまざまな視点から治療を考えられる」ことと説明されました．ところが最後の結論文では，「患者の全体像を把握した治療が行える」こととなっています．両者は，ニュアンスとして同じことを言っているのだろうと理解することはできます．しかし，重要語句の表記が途中で変わると，異なることを言っているようにも解釈できてしまいます．前者の"さまざまな視点から治療を考えられる"とは，"一方向的ではなく多方向的な考え"とか，"一面的ではなく多面的な考え"といった議論です．これに対して後者の"患者の全体像を把握した治療が行える"とは，"部分的な把握ではなく，全体的な把握"といった議論です（図3-6）．文書の途中で重要語句を変えて表現してしまうと，どちらの議論をしているのかがわからなくなり，読者に無用な混乱を与えることがあります．

　無意識のうちに文書中の重要語句・専門用語を変えてしまうミスは，大学院生の論文指導の中では最頻出事例の1つです．このミスが頻出するのには

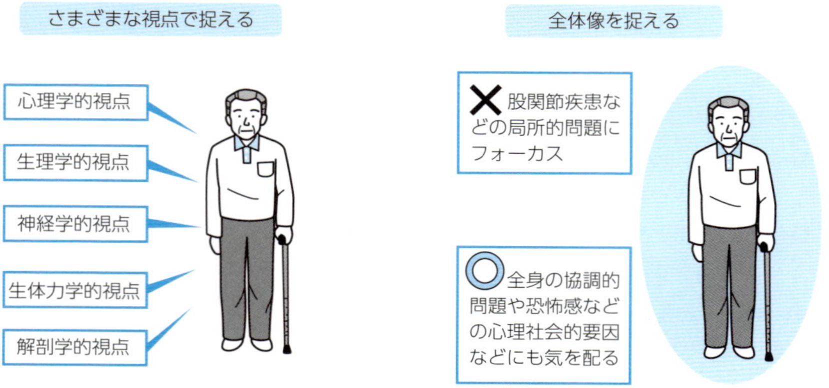

図3-6　"さまざまな視点"と"全体像を把握した視点"の違い

理由があります．引用した先行研究の言葉に引っ張られて，専門用語が右往左往してしまうのです．大学院の中で執筆が求められる文書では，他者の論文を先行研究として引用する場合がほとんどです．引用論文数が多くなると，実質的に同じ概念が，別の言葉で表現されている論文が出てきます．筆者の研究室では，「身体表象，身体図式，ボディスキーマ」という用語や，「身体感覚，体性感覚，アウェアネス」といった用語を利用する論文が多く引用されます．これらの論文では，書き手によって異なる用語が使用されていても，実質的に同じものを指していることがあります．こうした状況で，先行研究で使用された用語の1つが，冒頭に自分が使っていた用語と置き換わってしまうのです．文章量が多くなるほど，また引用する先行研究が多いほど，このミスが発生しやすくなります．見直しを慎重に行う必要があります．

文書の中で使用する用語を自分で決める

- 歩行という運動
- 歩行という行為
- 歩行という（日常生活）動作

　これら3つの表現は，一般的表現としてはいずれも利用できます．専門家として運動・行為・動作という言葉の使い分けを慎重にする必要はありますが，歩行をどのレベルで捉えるかは，文脈によって異なるともいえます．したがって大事なことは，その文書の中でどの表現を用いるのか（どのレベルで捉えているのか）を自分で決め，それを統一的に使っていくことです．以下の文は，一見違和感なく読めてしまいますが，同一概念を別の用語で表現しているため，深い理解をする際の妨げになりえます．

第3章　思考と表現の整理—パラグラフ・ライティングの実践

> 歩行のような周期的な運動の制御には，Aという機構が関与している．（略）Aの機能不全により，歩行をはじめとした周期的な動作全般に障害が見られる．

　この例では，「周期的な運動」「周期的な動作」という表現が混在しています．こうした問題は，書き手のチェックだけでは気づかずにスルーしてしまうことがあります．第三者のチェックも活用しながら，語句の統一に気をつけましょう．

表現用語の使い分け

　重要語句・専門用語とは対照的に，一般的な意味で用いる形容詞や動詞（ここでは表現用語とします）については，まったく同じ用語を繰り返し使用せずに，表現を変えることが推奨されます．例えば，"環境の良さ"を職場の特色とした文書事例3-2について，以下のような表現が続くと，うるさい印象になります．

> 例1
> 　当院の魅力的な特色は，環境の良さにある．日々の臨床を通して着実に自己研鑽を重ねるための院内環境が整備されている．加えて，勤務時間外の充実をサポートする環境も整備されている．（略）当院は院内環境が整備されており，医療従事者として成長できる機会が豊富にある．加えて当院は，勤務時間外の充実に寄与する環境も整備されている．
>
> 例2
> 　当院の魅力的な特色は，環境の良さにある．日々の臨床を通して着実に自己研鑽を重ねるための院内環境が行き届いている．加えて，勤務時間外の充実をサポートする環境整備も行き届いている．（略）当院は院内環境が行き届いており，医療従事者として成長できる機会が豊富にある．加えて当院は，勤務時間外の充実に寄与する環境も行き届いている．

いずれの例でも，同じ表現が何度も繰り返し使用されると目障りな印象を受けます．したがって次の例のように，意味を大きく変えない程度に表現を微調整しましょう．本来はこうした類似表現が連続して登場しないように文書そのものを修正すべきですが，ここではあえて表現だけを変えます．

> 例 3
> 　当院の魅力的な特色は，環境の良さにある．日々の臨床を通して着実に自己研鑽を重ねるための院内環境が<u>充実している</u>．加えて，勤務時間外の充実をサポートする環境も<u>整備されている</u>．（略）当院は院内環境が<u>整っており</u>，医療従事者として成長できる機会が豊富にある．加えて当院は，勤務時間外の充実に寄与する環境にも<u>配慮がなされている</u>．

表現用語により大きく変わる印象

　表現用語の微調整については，類語を丁寧に調べることである程度正確な表現が可能です．ただし，表現によって読み手に与える印象が変わることがあるため，十分な注意が必要です．このことを端的に示す心理学の実験があります．

　Loftus ら[3)]は，実験参加者に自動車の衝突事故の映像を見せ，事故に関する質問に答えてもらいました．さまざまな質問の中で，実際に研究対象となっていたのは，事故が起きた際の自動車の速度に関する質問でした．質問の表現方法が変わることで速度の見積もりがどの程度変わるのかを検討したかったのです．45 名の各参加者に対して，**表 3-1** に示したいずれかの表現で質問をしました．

　その結果，まったく同じ映像を見ているにもかかわらず，質問の表現によって見積もり速度が変わることがわかりました（**表 3-2**）．"激突した（smashed）" と "接触した（contacted）" では，実に時速 8.7 マイル（時速約 14 キロ）も見積もり速度が異なりました．この結果は，質問の際のわずかな表現の違いが，私たちの状況把握に影響を与えうることを示しています．私

表 3-1　Loftus らの実験で参加者に出された質問

- ✓ 自動車同士が激突した時（smashed），車はどのくらいスピードを出していましたか？
- ✓ 自動車同士が衝突した時（collided），車はどのくらいスピードを出していましたか？
- ✓ 自動車同士がぶつかった時（bumped），車はどのくらいスピードを出していましたか？
- ✓ 自動車同士が当たった時（hit），車はどのくらいスピードを出していましたか？
- ✓ 自動車同士が接触した時（contacted），車はどのくらいスピードを出していましたか？

表 3-2　Loftus らの実験結果

質問の表現	見積もられた速度（マイル）
激突した時（smashed）	40.5
衝突した時（collided）	39.3
ぶつかった時（bumped）	38.1
当たった時（hit）	34.0
接触した時（contacted）	31.8

数値は見積もられた自動車の運転速度の平均値（標準偏差は報告されていない）

〔文献 3）より〕

たちがエッセイや論文を書く際にも，使用する表現がもたらすインパクトに留意しつつ，言葉を選ぶ必要があります．筆者は，大学での授業や研究における倫理申請書作成の際など，慎重に言葉を選ぶ必要がある状況で，よくこの Loftus らの研究を思い出します．選択した表現によって，対象者に対して誤った印象を与えないよう細心の注意を払う必要があることを思い出させてくれる，良い教材です（次ページコラム）．

コラム

簡潔な表現

　文書を書く際には，簡潔な表現が推奨されます．一文を何行にもわたって書くのを避け，コンパクトにまとめるよう努力します．簡潔な表現を実践するための先達の教えを紹介します．

　外山[4]は『思考の整理学』において，自分の考えを長く説明しなければならないと感じる時は，考えが未整理な状態であると指摘しています．思考を整理することが，簡潔な表現につながるという指摘です．また外山は，修飾語をできる限り削除することを推奨しています．例えば「自分自身の思考をクリアーに整理する」から修飾語を省き，「思考の整理」としても，意味はほとんど変わりません．外山はこのように，表現を純化して名詞的に表現することで，文書が簡潔になると説明しています．

　高橋[5]は『大切なことは60字で書ける』において，一文を60字以内でまとめることを推奨しています．直前の一文（「高橋は，〜しています」）は，句読点を入れて47字の長さです．すべての文を，大体この程度の長さに収めることになります．60字はあくまで目安です．高橋は，朝日新聞のコラム「天声人語」の一文が30文字前後であることを目安に，「30文字で説得力のあるメッセージを伝えるには，少々荷が重い，だとすれば2倍の60文字を目指したら」と考えました．よって，60字にこだわる必要はありません．高橋が主張しているのは，日本語では一文を短く書くことが，主語と述語を近づけ，文意を理解しやすくさせるということです（第1章第2節コラム参照）．

　いずれの助言も，簡潔な表現を実践するヒントを与えてくれます．ぜひ原著を読み，さらに知識を深めてください．なお，第5章第3節では話し言葉（スピーチ）を簡潔にする方法の解説があります．併せてご覧ください．

> ### ✓ パラグラフ・ライティングを実践する時の Check Point
> - □ エッセイを書く際には意見・主張を 1 つに絞り込む努力をする
> - □ 身近な話題（例：職場の特徴は？）に関するエッセイでは，話題に合う要素（職場の特徴）そのものが大事なのではなく，その特徴を選ぶ理由や視点が大事であり，そこで個性や独自性を表現する
> - □ 大事な情報を際立たせるために，どっちつかずの表現（例：一部賛成，一部反対）を避ける．視点を限定することで（例：○○の立場から見れば），一方の立場をとりやすくなる
> - □ 意見・主張を提示した後はすぐに根拠を提示する（想いが先走るのを避ける）
> - □ 専門用語はエッセイを通して統一する
> - □ 同じ形容詞や動詞の繰り返しを避け，表現を微調整する

理解を深めるための参考文献

1) 伊勢田哲治，他（編）：科学技術をよく考える―クリティカルシンキング練習帳．名古屋大学出版会，2013
   「乳がん検診を推進すべきか」など，10 個の科学技術関連トピックに対して，「賛成」「反対」それぞれの立場からのエッセイが掲載されています．個々のエッセイの洗練性に加え，賛成・反対の対立点の整理など，エッセイの執筆や評価に役立つ知識が多くあります．
2) ケリー伊藤：英語パラグラフ・ライティング講座．研究社，2002
   パラグラフ・ライティングについて，ユニークな練習方法でマスターを目指す本です．前半が情報の整理に関するユニークなレッスンです．後半になるとパラグラフ・ライティングのさまざまなルールが学べます．

文 献

1) 吉岡友治：大学院・大学編入学 社会人入試の小論文〔改訂版〕―思考のメソッドとまとめ方．実務教育出版，2013
2) 迫 桂，他：英語論文の書き方入門．慶応義塾大学出版会，2012，p6
3) Loftus EF, et al.：Reconstruction of automobile destruction：An example of the interaction between language and memory. *J Verbal Learning Verbal*

Behav. **13**:585-589, 1974
4) 外山滋比古：思考の整理学．筑摩書房，1986
5) 高橋昭男：大切なことは60字で書ける．新潮社，2005，p11

第4章　科学的根拠—研究法入門

第4章 科学的根拠―研究法入門

第1節
因果関係の推定

科学的根拠と研究法

　本書はここまで,自分の考えを「意見・主張」+「根拠」の形式で表現することの意義を,パラグラフの概念を用いて解説してきました.第4章では,「科学的根拠」を意見・主張の根拠として使いこなすために,研究法の知識が不可欠であることについて解説します.いくら数値データを示しても,研究法の約束を守らずに測定されたデータは科学的根拠として扱ってもらえません.以下,具体例に沿って解説します.

　たった1章で説明できる研究法の知識はわずかです.そこで本章では,「実験法に基づく因果関係の推定」に絞って説明します.特に,平均値の差を検定することによって因果関係を推定する手続きにフォーカスします.また,一連の手続きにどんな約束事があるかを説明していきます.なお,因果関係を推定する方法は実験法に限りません.因果関係の推定に役立つ研究法を深く勉強するきっかけとして,本章が役立てば幸いです(章末に示した参考文献もぜひご活用ください).

　研究法は文字通りいえば「研究をするための作法」です.本格的に研究を志していない人にとっては,必要のない知識のようにも思えます.しかし,本書の冒頭の「はじめに」でも強調したように,リハビリテーションに従事されるセラピストにとって,無価値な知識ということは決してありません.臨床現場でのさまざまな決断を,研究法の知識が助けてくれることがあるからです.たとえ自分自身が研究の主体者でないとしても,世の中にあふれる

第 1 節　因果関係の推定

情報の中から，自分の考えを支持する科学的情報を見出し，根拠として提示することがあります．せっかく見つけてきた情報に不備があれば，科学的根拠として認められないばかりか，そうした情報を根拠として利用しようとした姿勢を批判されかねません．さらに第 1 章で述べたように，情報の受け手として他者の意見・主張を聞く場合においても，研究法の知識が役に立ちます．"最新の研究成果"のうたい文句を鵜呑みにせず，自分の眼で情報の科学性・客観性を見極めるための知識が，研究法には詰まっています．

　この章で取り上げる因果関係の推定とは，2 つの変数（A と B）の間に，「A をすれば B になる」「A が B に影響を与える」「B の原因は A である」といった関係があるかどうかを探ることをいいます．その際，実験法と呼ばれる考え方に基づいて因果関係を推定していきます．実験法と聞くと"実験装置を使ったデータ測定"という測定技法の話をしているように感じるかもしれませんが，そうではありません．したがって「実験装置を用いた精密データだから因果関係が推定できる」とか，「質問紙を通して得たデータでは因果関係は推定できない」と考えてはいけません．

　実験法（実験計画法，実験的デザインとも呼ばれます）は，データを測定するデザインや分析方法といった，因果関係を推定するためのプロセス全体に対するネーミングです．実験法では，原因だと考えているものを人為的に（実験的に）操作し，それが結果に影響を及ぼしたかどうかを，統計的仮説検定と呼ばれる手順に沿って確かめていきます．本書では，検定手法の詳細や数式の話はできるだけ避けて，考え方の理解を促す事例紹介を中心に説明していきます．

　この章におけるさまざまな説明は，筆者が専門とする心理学領域の知識をベースにしています．このため，すでに医療研究・臨床研究に精通している読者諸氏においては，普段使用している研究法の用語（例えばコホート研究，ランダム化比較試験）が一切出てこない解説に戸惑いを感じるかもしれません．ここでは医療研究・臨床研究に限らず，研究法の初学者がつまずくポイントについて，一般的な言葉を使った解説を試みているとご理解ください．医療研究・臨床研究としての研究法の解説については良書が多くありますので，ここではそれらを紹介するにとどめます（文献1，2，3）．

相関関係と因果関係

　図4-1は,「外出習慣で気軽に転倒予防を！」をキャッチフレーズにした仮想記事です.この記事が参考にしたのは,相関研究です（データも記事同様,実在のものではありません）.この研究では高齢者を対象とした調査の結果,立位姿勢動揺量と外出頻度の間に負の相関関係がみられたことを報告しました.負の相関関係がみられたということは,1週あたりの外出日数が多い人ほど,立位姿勢動揺量が小さいということです（ここでは単純に,動揺量が小さいほどバランス維持が容易と捉えます）.この研究成果を見た記者が,転倒予防のために高齢者にもっと外出してほしいと願い,そうした趣旨のコメントをしてくれた専門家の解説をつけて,この記事を書きました.

　「外出習慣で気軽に転倒予防を！」というキャッチフレーズは,因果関係に言及しています.「高齢者の外出頻度を増やすことができれば,立位時の姿勢動揺量を減らすことができる」という関係です.その結果として,転倒予防につながるという展望を示しています.しかし,実際にデータが示しているのは相関関係,すなわち2つの変数の関連性です.つまりこの記事は,相関関係を因果関係と読み替えて記事を書いたことになります.

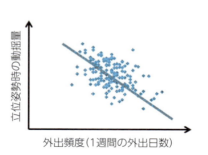

図4-1 【仮想記事】科学的根拠に基づく情報？

第 1 節　因果関係の推定

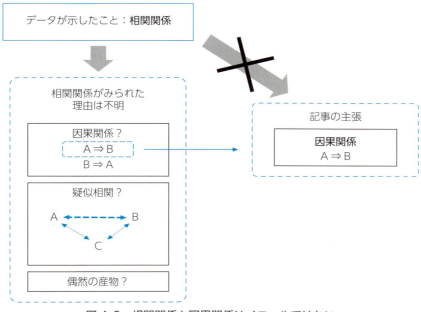

図 4-2　相関関係と因果関係はイコールではない
さまざまな理由で相関関係は作り出される

　データが示した相関関係は，必ずしも外出頻度（A）が「原因」，立位時の姿勢動揺量（B）が「結果」として発生する（A⇒B という因果関係）とは限りません．さまざまな理由で似たような相関関係が生み出される可能性があるからです（**図 4-2**）．例えば，逆の因果関係（B⇒A）も考えられます．普段から立位時や歩行時のふらつきが不安な人は，自然と外出を控える生活を好むかもしれません．つまり，立位時の姿勢動揺量が多いことが原因で，外出頻度が低くなるという結果を生み出すことだってありうるわけです．もしこの逆の因果関係が真実であった場合，仮想記事を読んだ介護者が，よかれと思って立位バランスに不安がある人を無理に外出させた結果，屋外の凸凹道でつまずき，転倒してしまうこともあるかもしれません．相関関係を因果関係に読み替えることには，こうした問題を生み出す危険性すらあります．
　相関関係に基づいて因果関係を議論することのリスクは，以下の仮想事例

第4章 科学的根拠―研究法入門

を見ればさらにクリアーになります．

> 事例1：月間のアイスクリームの売り上げと水難率の間に正の相関関係がみられた
> 事例2：小中学生において身長と漢字能力の間に正の相関関係がみられた
> 事例3：スマートフォン普及率と全人口に占める子ども人口の割合の間に負の相関関係がみられた
> 事例4：自宅付近のコンビニエンスストアの月間売り上げと，メジャーリーグベースボールに属する1つのチームの月間勝率の間に負の相関関係がみられた

　事例1の相関関係は，「アイスクリームがよく売れる月（A）ほど，水の事故が多い（B）」ことを示しています．このデータを見た人が，両者の因果関係（A⇒B）を仮定して，痛ましい水の事故を減らすためにアイスの不買運動を起こすかというと，決してそんなことは起こらないでしょう．いずれの数値も，暑い時期に数値が大きくなり，寒い時期に数値が小さくなることが明らかだからです．つまり，両者に正の相関関係がみられるのは，因果関係があるからではなく，いずれも気温（C）により上下動する数値だからです．このように，共通の変数との関連性が高い2つの変数の間で，見かけ上の高い相関関係が見られることを，疑似相関といいます．

　事例2も疑似相関の例です．伸び盛りの小中学生は，一般に年齢とともに身長が伸びます．覚える漢字の数も年齢とともに増えます．両者は年齢が上がるにつれ数値が上がる特性をもつため，見かけ上の関連性を示します．よって，年齢の影響が色濃く出る小中学生を対象として，身長と漢字能力の間で因果関係を議論するのは，多くの人がナンセンスと感じることでしょう．

　事例3は，時代の流れによって増えたり減ったりしている2変数を取り上げたものです．その共変関係は偶然に発生していると考えるのが自然です．事例4に至っては，もはや相関係数を算出したこと自体が無価値と思えるほど，偶然的な関連性と考えることができます．以上のように，ここで示した4つの事例は，相関関係のみを根拠として因果関係を主張することには大き

なリスクを伴うことを教えてくれます．

　誤解のないように申しておきますと，相関係数それ自体は研究において価値ある情報です．これまで着目されてこなかった2つの変数間に興味深い関連性が見出される可能性があります．また，複雑な多変量解析のプロセスにおいても，二者間の相関係数が重要な情報になります．その結果，仮想記事が主張するような因果関係を導くこともあります．相関研究をきっかけとして，因果関係を確かめる研究を行い，そのうえで堂々と両者の因果関係を述べるという姿勢が求められます．こうした手続きを踏まずに，相関関係だけで因果関係を見出したかのように議論してしまうと，科学的根拠とはいえなくなります．この点を深く理解する必要があります．

因果関係を推定する：実験法の考え方

　実験法に基づいて因果関係を推定する時，考え方のポイントは以下のように集約されます．

> 1. 研究者が原因だと考える変数（独立変数）と，結果だと考える変数（従属変数）を設定する．
> 2. 独立変数を操作する．それに応じた従属変数の変化を捉える．
> 3. 独立変数の操作のみが従属変数を変化させたといえるように，事前対策をする．
> 4. 事前に定めた確率で因果関係があるといってよいかを，統計的仮説検定のルールに沿って判断する．

　第1に，データを測定する前に因果関係に関する予想（仮説）があります．すなわち，原因と考えるもの（A）と，それが影響を与えていると考えるもの（結果，B）を想定します．そして，その想定が正しいかどうかをテストするために，データ測定から分析までの一連のプロセスが設計されます．このようにして設計された研究デザインを，仮説検証型のデザインといいます．なお，仮説検証型のデザインとは対照的に，データを測定してから探索

第4章 科学的根拠—研究法入門

的に関連性を見出すような研究デザインを，仮説生成型（探索型）のデザインといいます．また，実験法では原因と考えているものを独立変数，結果と考えているものを従属変数として扱います．

第2に，独立変数に対して人為的操作を行い，その操作によって従属変数に意味ある変化が起きるかを測定します．独立変数の操作には，大別すると独立変数の「あり・なし」に関する操作（質的操作）と，独立変数の大小（高低など）に関する操作（量的操作）があります（図4-3）．

「AをすればBになる」という仮説に対しては，独立変数の質的操作をします．脳卒中患者の歩行速度を高めるのに，Aという手法が有益であると考えている場合，Aという手法を取り入れる場合と取り入れない場合で，その後の歩行速度の改善度合い（B）が異なるかをチェックします．このように「あり・なし」のような操作を行うのが，質的操作です．

「Aが大きいほどBが大きくなる（Aの大きさによってBが変化する）」という仮説に対しては，独立変数の量的操作を行います．日常生活ではふらつきの少ない高齢者でも，暗がりでは極端にふらつきが大きくなることがあると考えている場合，部屋の明るさ（A）を段階的に操作することで，立位姿勢動揺量といった指標（B）が変化するかをチェックします．このように「大（・中）・小」や「強・弱」のような操作を行うのが，量的操作です．

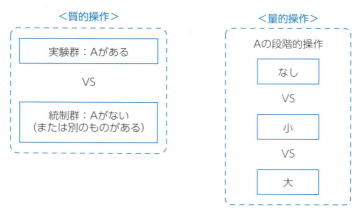

図4-3 独立変数の質的操作と量的操作

第1節　因果関係の推定

　第3に，独立変数の操作のみが従属変数を変化させたと主張するためのさまざまな事前対策をします．まず独立変数以外に影響を与えそうなものを排除する努力をします．こうした努力を，剰余変数の統制といいます．剰余変数とは，独立変数ではない変数が従属変数の変化に影響する場合，その変数に対してつけている呼び名です．独立変数と剰余変数の効果が分離できない場合，変数が交絡しているといいます[4)]．交絡を防ぐために，剰余変数を統制する努力をしていきます．

　重要な努力の1つが，参加者と環境の統制です．例えば，スポーツ動作を効率よく上達させる方法を検証する場合，参加者がそのスポーツの熟練者かどうかによって，結果が変わる可能性があります．よって，参加者は未熟練者に絞る，もしくは一定の経験をもつ者だけに限定するなど，目的に合わせて統制します．先ほど独立変数の量的な操作の事例として，部屋の明るさを量的に操作して，高齢者の立位姿勢動揺量を測定する例を出しました．研究者が注目しているのは照度ですが，明るい条件の場合には部屋が無機質な空間か日常空間かで視環境が異なるため，結果に影響を与えることもあります．このため，照度以外の条件で影響しうる視覚要因を排除する，もしくは一定に揃える努力をします．

　事前準備としてもう1つ重要なことが，比較対象の選定です．100点満点のテストで50点しか取れなかった時，その数字だけを見れば成績が良くなかったように見えます．しかしテストの全国平均が40点だった場合には，50点はむしろ好成績ともいえます．このように，測定したデータの意味は，他者の成績との比較（相対的評価）によって議論します．以上，第3のポイントとして取り上げた事前対策の問題は，研究のクオリティを左右する重要な問題ですので，次節で再び取り上げます．

　第4に，統計的仮説検定のルールに沿って，事前に定めた確率で因果関係があるといってよいかを判断します．統計的仮説検定における因果関係の推定は，数学における背理法と似た考え方です[5)]．背理法では，証明したい命題がある時（例：$\sqrt{5}$は無理数である），わざとその命題を否定する命題を立て（$\sqrt{5}$は無理数ではない），そこに矛盾があることを証明します．この矛盾を根拠に，証明したい命題が正しいと判断します．統計的仮説検定でも，自

分が考えている仮説を否定する仮説を立てます(帰無仮説)．帰無仮説が正しいといえる確率がものすごく低い場合（5％以下とか，1％以下とか），帰無仮説は正しくないものとし，自分が考えている仮説を正しいと判断します．より詳細な説明は，本章第3節（p115「統計的仮説検定」参照）をご覧ください．

　これら4つのポイントから，実験法に基づく因果関係の推定とは，独立変数と従属変数との関係についての結論であることがわかります[6]．つまり，独立変数を人為的に操作した時に，従属変数に"予測可能な（仮説を支持するような）"変化が起きれば，独立変数の操作が従属変数の変化の原因であると考えるわけです．

第2節
因果関係推定のための事前対策

順序効果

　前節で因果関係の推定における第3のポイントとして説明した,「独立変数の操作のみが従属変数を変化させたといえるように,事前対策をする」ことについて,より詳しく説明していきます.この事前対策の良し悪しが,研究のクオリティを決めると言っても過言ではありません.それほど研究では大事なポイントです.難しいのは,優先すべき事前対策が研究によって変わるということです.そのため,適切な判断には知識と経験を要します.1つの研究の中で事前対策を万全に実施することが実質的に不可能なため,優先度の低い対策については目をつぶるといった難しい判断が求められます.より正確にいえば,1つの研究で排除できなかった問題は,次に行う研究で積極的に排除し,問題の影響が少なかったことを一連の研究を通してクリアーにしていく姿勢が問われます.研究を行う者も,情報の受け手として研究の話を聞く者も,こうした事前対策に対する知識を深めることが必要です.

　事前対策の実例として,順序効果といわれる問題への対策について説明します.順序効果とは,同一人物に対して同じ測定を繰り返すことで,2回目以降の測定に影響が及ぶ現象のことをいいます.いわゆる慣れの効果です.歩行のような日常生活動作の測定であっても,実験室で初めて測定する場合には,動作がぎこちなくなることがあります.2回目以降は徐々に慣れてきて,自然な動作に近づきます.このように,同じ項目を繰り返す測定においては,たとえ独立変数が影響を及ぼさなくとも,2回目以降の成績が自然と良くなる場合があり,注意が必要です.

統制群との比較

具体例を使って，順序効果の対策を説明していきます．まず始めに，統制群との比較を利用する方法について説明します．

図 4-4 は，小学 6 年生 20 名を対象に，走り方教室を受講する前後で測定した 50 m 走の平均タイムを示しています（仮想事例）．この結果を受け，仮想報告者は次のように説明しました．「50 m 走のタイムは，走り方教室を受講した後に（統計的に有意に）短縮した．また教室受講後 2 週間後も，タイムは短縮傾向にあった．以上の結果から，走り方教室には小学生の短距離走のタイムを縮める効果があること，またその効果は一定期間持続すると言える」．

残念ながら，図 4-4 のグラフからこのような考察をするのは早計です．50 m 走のタイムが縮まったことが，順序効果としても説明しうるからです．受講直後や 2 週間後にタイムが短縮したのは，50 m 走の測定に慣れて成績が良くなっただけかもしれません．さらにこの事例の場合，子どもを対象にして

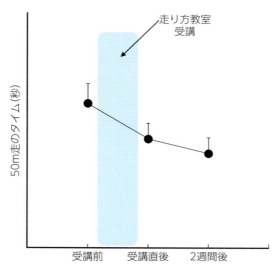

図 4-4 【仮想事例】小学生の短距離走に対する走り方教室受講の効果

いるため，2週間後の成績は成長に伴い自然に速くなった可能性もあります．したがって，この結果だけで走り方教室に効果があるとはいいきれません．

この仮想事例において順序効果を排除するのに有効な方法が，統制群の設定です（図 4-5）．走り方教室を受講しない群（未受講群）を統制群として設定し，走り方教室を受講した群（受講群，実験群ともいう）と同じタイミングで 50 m 走のタイムを計ります．もしもタイムの短縮が単に順序効果で説明できるのなら，2つの群で同じような結果が得られるはずです．図 4-5 のように，未受講群でのタイム短縮の度合いに比べて受講群のタイム短縮の度合いが大きければ，走り方教室には小学生の短距離走のタイムを短縮させる効果があると主張しやすくなります．

カウンターバランス

走り方教室の効果に関する事例（図 4-5）では，実験群（走り方教室の受講群）と統制群（未受講群）を配置しました．この場合，各参加者は実験群

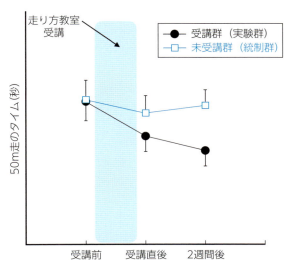

図 4-5　統制群（走り方教室未受講群）を設定することで順序効果の可能性を排除する

第4章 科学的根拠—研究法入門

か統制群かのどちらかに振り分けられますので，一方の条件しか体験しません．こうした設定は，参加者"間"要因（被験者間要因）と呼ばれる独立変数の設定です．

これに対して，研究によっては同一参加者が独立変数のすべての条件を体験する場合もあります．この設定は，参加者"内"要因（被験者内要因）と呼ばれる独立変数の設定です．参加者内要因の一例を図4-6に示しました．参加者①は，条件A⇒B⇒Cの順で課題をこなしました．順序効果の影響を

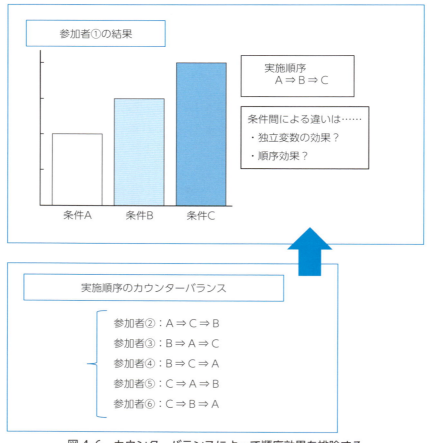

図4-6　カウンターバランスによって順序効果を排除する

考えれば，同一参加者から全条件のデータを測定する方法はリスクが大きいと感じるでしょう．A＜B＜Cという効果が，条件の違いがもたらしたのか，順序効果なのかが判断できないからです．しかしその一方で，参加者の属性の違いが条件間の違いを生み出すことがないというメリットもあります．このため，たとえ順序効果のリスクがあったとしても，参加者内要因として独立変数を操作することは，有益な条件設定の1つです．

　図4-6の例において順序効果を極力排除するためには，各条件下でテストする順番についてカウンターバランスをとります．もしも3つの条件があるなら（A，B，C），順番はABC，ACB，BAC，BCA，CAB，CBAの6通りがあります．理想的には，この6つのすべての順番でテストする参加者を同数に揃えてテストします（つまり参加者数は6の倍数になる）．

　順序効果を"排除"すると聞くと，実験群の成績から順序効果の影響を直接"取り除く"ことを想像するかもしれません．しかし，これらの事例における順序効果は，異物を取り除くような形で問題を直接排除できるわけではありません．よって，比較対象として統制群を設定し，統制群には順序効果が見られないことを示したり，各実験条件の実施順序についてカウンターバランスをとったりします．このような事前対策によって，得られた結果が順序効果として説明できる可能性は低いと主張するのです．

繰り返し測定での注意点

　同一参加者に対して繰り返し測定する場合に，考慮すべき代表的な問題を示します．たとえ参加者間要因計画の研究でも，同一条件のもとで繰り返し測定する場合には，以下のような注意が必要です．

疲労の影響

　一度に数多くの試行を繰り返し測定すると，疲れの影響も懸念されます．単調な課題の繰り返しだと，参加者が飽きてしまってパフォーマンスが下がることもあります．対象者によって休憩時間を長めに取るなどの対策が必要

です.

　特に参加者内要因として研究を計画すると，1人の参加者が体験する試行数が多くなる傾向があります．例えば3つの条件（水準）からなる独立変数があるとします．単純に言えば，参加者内要因計画の研究では参加者間要因計画の研究に比べて，実験参加者の試行数が3倍になります．したがって，参加者内要因の場合には各水準における測定試行数を減らす，または，何日かに分けて測定するなどの対応が必要です．参加者に極端な疲労感・負担感を与えないよう，適切な計画を立てましょう．

天井効果

　もともと足が速い人の中には，すでに正しい走り方を身につけている人も多いでしょう．この場合，走り方教室を受講することの効果がその後のタイムに反映されにくいことも予想されます．このように，テストの成績が上限に達してしまった結果，従属変数の変化が見えなくなる効果を，天井効果といいます．天井効果とは逆に，成績が下限に達することで同様の現象が得られることを，床効果といいます．

　若齢成人を対象にして両脚立位時の重心動揺量を測定する場合，片脚立位時の重心動揺量を測定する場合に比べて，独立変数の影響がみられないことを経験します．これも天井効果・床効果として捉えることができます．若齢成人にとって両脚立位時の重心動揺量を一定範囲内に収めるのは容易なタスクであるため，多少の外乱が生じても影響を受けにくいと考えられるからです．このように，対象者にとって課題が簡単すぎる，もしくは難しすぎる場合に，天井効果・床効果が起こりやすくなります．もしも測定結果に対して天井効果・床効果の疑いがあったなら，次回の測定においては，課題設定の変更，もしくは参加対象者の条件を見直すといった対応を考えます．

異なる対象者間の比較

　次に，実験群と統制群に異なる参加者を割り当てる場合（参加者間要因計

画)の注意点について説明します．図 4-7 は，新型シューズを履くことで走り高跳びのパフォーマンスが上がるかを検証した結果です（仮想事例．数値が大きいほどパフォーマンスが高い）．図 4-7a のグラフを見ると，新型シューズを履いたほうが，高いパフォーマンスを発揮しています．しかしこのデータだけでは，得られた結果が新型シューズの効果とはいえません．最大の問題は，新型シューズを履く前のパフォーマンス（ベースライン）がわからないことにあります．つまり，参加者をグループ分けした段階ですでに図 4-7c のようなパフォーマンスの差が生じている可能性を，このデータだけでは排除できません．したがって，独立変数の操作（新型シューズの着用）をする前に，ベースラインとして両グループの間にパフォーマンスの差がないことを示す必要があります．その結果，もしも図 4-7b のようにベースラ

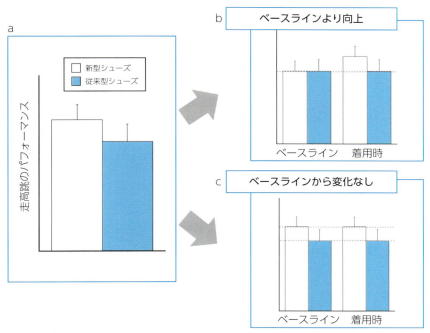

図 4-7 【仮想事例】新型シューズの着用が走り高跳びのパフォーマンスに及ぼす影響

インに差がなければ，得られた結果を新型シューズの効果として解釈できます．一方，図 4-7c のようにベースラインから差があれば，得られた結果を新型シューズの効果として説明することは困難です．

独立変数として設定した各条件に対して異なる参加者を割り当てる場合，あらかじめグループ間での参加者間の差が出にくいような統制が求められます．走り高跳びのパフォーマンスの場合，身長や体重などの体格要因は優先順位が高い統制要因です．身長 150 cm の人と 200 cm の人では，パフォーマンスや跳べる高さが違っても不思議ではないからです．身長に対する体重の割合が高すぎる人は，重くて高く跳ぶのが困難でしょう．男女差の要因も跳躍力に影響しうるので，やはり統制が必要です．

具体的な統制方法として，身長や体重であれば一定の範囲内の人だけを参加対象とすること，性別であればどちらか一方の性別だけに絞ることで，参加者の均質性を保つという方法がとれます．そのほか，同程度のペアを実験群と統制群に分配して割り付けていくこともできます．この割り付け作業をマッチングといいます．優先順位の高い統制要因を選別して積極的な統制を行うことで，グループ間に発生しうるベースラインの差を極力排除します．

何を統制するかで主張が決まる

研究者としての実感でいえば，統制群（統制条件）設定のクオリティが，研究のセンスに直結します．それほどまでに，統制群の設定はとても重要です．何を統制するかによって，主張できることが変わるからです．

今，6 週間の集団エクササイズに参加した高齢者（実験群）が，統制群の高齢者に比べて歩行速度が上昇したとします（仮想事例）．統制群の設定により，速度上昇は単なる順序効果でないことが説明できるとします．さらに，ベースラインの測定も行い，実験群と統制群との間にベースラインから差があったわけではないことも主張できるとします．年齢や性別，疾患など，歩行速度に影響しそうな要因についてもグループ間の差はありません．こうした事前対策が適切になされていれば，歩行速度の情報を独立変数の操作の影響として説明できます．

ここで重要なのは，冒頭で示したように，統制群で何を統制したかに応じて，得られた結果から主張できることが変わるということです．統制群の例を挙げて説明します．

> 条件1：6週間何もしなかった
> 条件2：6週間ウォーキングをした
> 条件3：6週間単独でエクササイズをした

　条件1の場合，「6週間何もしないことに比べれば，集団エクササイズには効果がある」という主張になります．研究者にしてみれば，やや不本意な主張といえます．思い入れのあるエクササイズの効果を実証できたはずなのに，「何もしないよりはましでした」という主張に見えてしまうのは残念なことです．したがって，もっとエクササイズの効果を積極的に主張するための統制条件を考える必要があります．

　条件2は，実験群と運動時間を揃えました（1週あたりの運動の頻度や時間は実験群と揃えたと仮定）．この場合，運動なら何でもよいわけではないことが主張できるので，条件1に比べるとはるかに良い統制です．

　条件3は，エクササイズを集団で行うか単独で行うかということを比較検討するための条件です．集団エクササイズの効果を，"エクササイズの効果＋社会的交流の効果"と考える場合には，条件3のような統制条件が有益です．同じエクササイズを行っても，集団で行ったほうがより高い効果を発揮すると主張できます．

コラム

大学院生時代の失敗

　恥ずかしながら，実験統制の失敗例について，筆者自身の経験をお話しします[7]．何が失敗だったのかを見つける目的でお読みください．

　研究テーマは「香水は使用者の"視覚的"な魅力を高めることができるか？」というものです（図4-8）．香水は本来，嗅覚に訴えるものです．香りの印象を利用して，使用者の印象を柔らかくしたりシャープにしたりすることも期待されます．しかし，香水愛用者の多くは，他者に香りをアピールしているというよりはむしろ，自分自身がその香りを楽しむために香水を使用しています．こうしたことを考えると，香水愛用者は自分の好きな香水をつけることで快感情が増し，笑顔が増えるなど，視覚的な魅力も増しているのではないかと考えました．

　この考え方が正しいかを検証するため，香水の使用が模擬面接場面での視覚的印象を高めることにつながるかをテストしました．実験参加者は，もともと香水好きな女性でした．すべての参加者が手首に香水をつけた条件（香水使用条件）と，香水をつけなかった条件（統制条件）の2条件で，模擬面接を受けました．2条件のカウンターバランスは適切にとりました．その様子をビデオ映像で観察し，別の参加者に，面接の様子を評価してもらいました．その結果，香水をつけた条件のほうが，香水をつけなかった条件に比べて，「堂々と質問に答えている」と評価されることがわかりました．ビデオ映像の評価者は，映像の女性が香水をつけていることすら知りませんでした．よってこの結果は，香水使用時に面接場面での印象が視覚的に向上したことを反映した結果であると結論づけました．

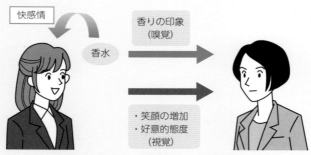

図4-8　香水は視覚的な魅力を高めるか？[7]

さて，実験統制の失敗を見つけることができたでしょうか．ここでの失敗は，統制条件を「香水をつけなかった条件」としたことです．この統制条件との比較だと，「別に香水でなくても，手首に何かつけたことで，振る舞いが変わっただけじゃないの？」という批判には答えられません．いわゆるプラシーボ効果（偽薬効果）の可能性を排除できないのです．統制群を「香水以外のもの（例えば生理食塩水）をつける条件」にしておけば，この問題をクリアーできました．研究テーマそのものが比較的高い評価を受けても，こうした統制がうまくいかないと，評価の高い国際誌には受け入れてもらえず，データ公表まで長い月日を要することになります．実験統制のクオリティが，研究のセンスに直結することを実感した経験でした．

第3節
平均値の差の検定

検定の意義

　ここまで，因果関係を推定する研究法である実験法について，基本的な考え方（第1節），そして実験のための事前対策（第2節）について説明しました．第3節では，統計を利用して比較するデータの間に差があるかを検定する方法について説明します．説明対象は平均値の差の検定です．複数の条件下で測定したデータを比較し，条件間の平均値に意味のある違いがあるかを判断します．

　統計の知識に頼らずとも，数値をグラフ化すれば，比較するデータ間に差があるかを判断できそうなものですが，それではまずい理由があります．その理由を，事例を使って説明します．図4-9は，運動中の発汗促進が期待されるサプリメントの効果を調べたものです（仮想事例）．服用するサプリメントの濃度と室温を変えて，90分のエクササイズに伴う発汗量を比較した結果，室温によって見かけ上の大きな違いがみられました．室温を28度と高めに設定した場合，データのばらつきがやや大きくなるものの（各条件のエラーバーが大きい），サプリメント濃度が高いほど発汗量が多い印象をもちます．このことから，発汗しやすい室温環境に設定すれば，サプリメントの発汗促進効果が期待できます……と言いたいところですが，これは事実ではありません．

　2つのグラフの縦軸に着目してください．実はこの2つのグラフは，まったく同じ数値について縦軸の表記を変えただけのグラフです．つまり，室温の影響などまったく存在しないことを示すデータとなります．この事例から

第3節 平均値の差の検定

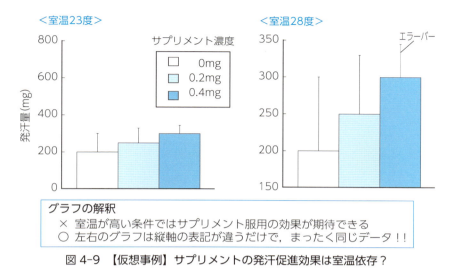

グラフの解釈
× 室温が高い条件ではサプリメント服用の効果が期待できる
○ 左右のグラフは縦軸の表記が違うだけで，まったく同じデータ！！

図4-9 【仮想事例】サプリメントの発汗促進効果は室温依存？

わかるように，グラフの見た目の印象だけでは，条件間に意味のある違いがあるかを客観的に判断するのは困難です．得られた数値に基づく何らかの計算結果によって判断する必要があります．この「得られた数値に基づく何らかの計算」のルールとして，統計の知識を利用していくわけです．

統計的仮説検定

ある集団（母集団）に対して，研究者が立てた仮説が正しいかどうかを，標本のデータから推測する分析手法を，統計的仮説検定といいます．実験法では，統計的仮説検定に沿って因果関係を推定していきます．表4-1に沿って，全体の流れを説明します．より詳しい説明については，文献8をご参照ください．初学者にも統計的仮説検定の全体像が捉えやすいよう，さまざまな工夫が施されている良書です．

①最初の手続きは，対象とする母集団の選定，すなわち，研究目的に即した測定対象の選定です．"高齢者"を対象として研究するとしても，すべての高齢者からデータがとれるわけではありません．そこで，母集団（全

表 4-1　統計的仮説検定の流れ〔文献8〕を参考に，筆者が作成〕

＜データ測定前の作業＞
①対象とする母集団の選定
　（測定データは母集団推定のための"標本"と考える）
②自分の考えを仮説にする
③自分の仮説を否定する仮説をあえて立てる（帰無仮説）
④自分の仮説は対立仮説と位置づける
⑤検定の方法ならびに有意水準を決定する

＜データ測定後の作業＞
⑥標本のデータから検定統計量を算出する
⑦検定統計量が，帰無仮説を棄却できるかどうかを調べる
⑧帰無仮説を棄却できる場合，自分の仮説（対立仮説）は正しい（有意である）と結論づける
⑨帰無仮説を棄却できない場合，帰無仮説が誤っているとは言えない（有意でない）と結論づける

高齢者，もしくは研究で着目する特性をもつ高齢者全体）から，無作為に対象者（標本といいます）を抽出し，統計的手法により，標本の値から母集団の様子を推測します．このような方法を推測統計学といいます（図 4-10）．

②次に，因果関係に関する自分の考えを仮説にします．第 2 節で仮想事例として取り上げた，「小学生の短距離走に対する走り方教室受講の効果」では「走り方教室は，小学生の短距離走のタイムを縮めるのに有益だ」というのが，おおもとの仮説です．具体的な研究の中においては「走り方教室受講群は，未受講群に比べて，受講後の 50 m 走のタイムに差がある」という仮説を検証します．両者を識別するために，おおもとの仮説を理論仮説，研究の中で実際に検証する仮説を作業仮説と呼び分けることがあります．この章で仮説といっているのは，作業仮説のことです．

③④仮説を立てたら，その仮説を否定する仮説を立てます．「走り方教室受講群と未受講群の間には，受講後の 50 m 走のタイムに差はない」という仮説です．このように，自分の本当に証明したい仮説を否定する仮説のことを，帰無仮説といいます．帰無仮説を立てた時，自分の本当の仮説は対立仮説と呼びます．帰無仮説を立てるという考え方は，数学における背理法とよく似ています（本章第 1 節を参照）．つまり，「帰無仮説

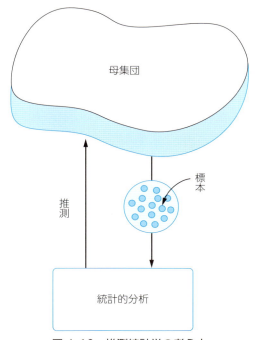

図 4-10 推測統計学の考え方
標本のデータから母集団の様子を推測する
〔文献 9) p3. 図 1.1 より引用〕

が正しいとみなすには,あまりにも大きな差が存在する.よって,帰無仮説を棄却し,対立仮説が正しいと結論づける」という論法をとります.

⑤次に,仮説検証のための検定方法を決めます.検定方法は,独立変数の数,独立変数内の条件(水準)数,ならびに従属変数の性質によって選択します.本書ではその決定手順には触れませんので,手順の情報が必要な方は,臨床研究(文献 1, 10)ならびに心理学研究(文献 9)の参考書をご覧ください.有意水準とは,帰無仮説を棄却する基準となる確率であり,多くの研究では 5% もしくは 1% に設定されています.

⑥⑦⑧測定を終えたら,帰無仮説を棄却するのに有効かを判断するための数値を計算します.この数値を検定統計量といいます.検定統計量が十分に大きい場合(棄却域に入る値である場合),確率論的にいって帰無仮

説は正しくないとみなし，対立仮説，すなわち本当に自分が言いたい仮説が正しいと結論づけます．

⑨帰無仮説が棄却されなかった場合，その結論は独特な表現となります．**表4-1**にあるように，「帰無仮説は誤っているとはいえない」という結論です．「帰無仮説が正しい」ではなく，「帰無仮説は誤っているとはいえない」としか結論できないのです．走り方教室の事例の場合，帰無仮説は，「走り方教室受講群と未受講群の間には，受講後の50 m走のタイムに差はない」でした．厳密な意味で"差がない"とは，"両群のタイムの差は0である"ということです．しかし，帰無仮説が棄却されなかったからといって，"両者のタイム差は間違いなく0だ"という結果が得られたわけではありません．背理法において，ある考えに矛盾が見つからなかったからといって，その考えが絶対に正しいとは限りません．「矛盾があるとはいえない」という表現が正確です．これと等しく，統計的仮説検定でも帰無仮説が棄却できなかった時は，「帰無仮説は誤っているとはいえない」と表現します．

ばらつきに左右される平均値

t検定を題材に，検定のポイントを見ていきます．t検定は，比較したい平均値が2つの場合に，平均値の差を検定する手法として用います．t検定の原理を理解すると，「ばらつき」の情報が平均値の差を意味づけるということを理解できます．この点にフォーカスして解説します．

図4-11をご覧ください．パターン①と②のいずれも，「A条件の平均は7.0秒，B条件の平均は5.0秒」であり，平均値の差は2秒です．しかし，データのばらつき具合は2つのパターンで大きく異なります．パターン①ではすべてのデータが平均値の周辺にありますが，パターン②ではデータが大きくばらついています．図の下に記載した標準偏差が，ばらつき具合の大きさを数値で示しています．

理想的には，同じ条件の下で測定されたデータは同じような値をとるはずです．パターン①は，理想に近い形でデータがとれたことを示唆します．し

第3節　平均値の差の検定

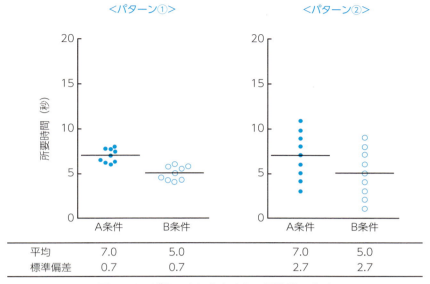

図 4-11　ばらつきに左右される平均値の意味

かし，どんなに統制を試みても参加者の個人差などが排除できず，データに反映されてしまうと，パターン②のような結果になります．t 検定では，こうしたデータのばらつき具合を考慮に入れて，2 つの平均値に意味のある違いがあるかを判断してくれます．

今，A 条件と B 条件は別々の参加者から測定したとします．このように操作された独立変数を参加者間要因（p106 参照）といい，「独立した標本に対する t 検定（対応のない t 検定）」を適用します．また，A 条件と B 条件のデータの個数が等しかったとします．この場合，t 検定で計算される検定統計量（t 値と呼びます）は次のような式になります．

第4章 科学的根拠—研究法入門

$$t値 = \frac{\overline{X_A} - \overline{X_B}}{\sqrt{\frac{S_A^2 + S_B^2}{n}}}$$

ここで，
$\overline{X_A}$：Aの平均値
$\overline{X_B}$：Bの平均値
S_A^2：Aの分散
S_B^2：Bの分散
n：データの個数

　t値が大きいほど，帰無仮説が棄却される確率が高くなります．分子の値である平均値の差が大きいほど，t値が大きくなります．また，分母の値はばらつき具合の大きさを示しています．つまり，ばらつきが小さいほどt値が大きくなります．さらに，分母にはばらつきの値をデータ個数で除する手続きがあります．よってデータ個数が多いほどばらつきのインパクトを減らすことができます．したがって，検定に十分なデータ個数を測定したうえで，平均値の差が十分に大きく，ばらつき具合が十分に小さい時に，帰無仮説が棄却され，対立仮説が正しい（平均値の差には意味がある）と判定します．

　実際にt値を計算してみると，パターン①では5.50，パターン②では1.55となります．パターン①では帰無仮説が棄却され，パターン②では帰無仮説が棄却されません．このように平均値の差の検定結果は，ばらつきの大きさに依存することが，t検定の理解を通してわかります．なお，t値（検定統計量）に基づき帰無仮説を棄却するかを判定する手続きは，自由度の概念やt分布表の見方などを学ぶことで，その全体を理解できます．ここではわかりやすい解説書を紹介するのみとし[9,11]，説明を進めていきます．

　次に，A条件とB条件が同一人物からの測定したデータであった場合を説明します．このように操作された独立変数を参加者内要因（p106参照）といい，「対応のある標本に対するt検定」を適用します．数式表現は，独立した標本に対するt検定よりもさらにシンプルです．同一参加者から測定した各条件のデータの差分をD（$= X_1 - X_2$）と表現すると，t値の計算式は以下のようになります．条件間のデータの差分値について個人差が大きければ，t値が小さくなることが一目でわかります．

$$\text{t 値} = \frac{\overline{D}}{S_{\overline{D}}}$$

ここで,
$\overline{D}$：Dの平均値
$S_{\overline{D}}$：Dの標準誤差（の推定値）

　比較する平均値が3つ以上になると，t検定の代わりに分散分析を用います．実際の計算のプロセスはt検定と分散分析では大きく異なりますが，基本的な考え方は類似しています．分散分析では，測定データ全体のばらつきを，「群平均（各条件の平均）と総平均（全データの平均）の偏差（a）」と「群内のばらつき（b）」の総和と考えます．別の言い方をすれば，aが「群間のずれ（独立変数の操作の効果＋誤差）」であり，bが「群内のずれ（誤差）」です．分散分析では，bに比べてaが十分に大きいといえるかを検定統計量として算出します．"分散"分析というネーミングからもわかるように，分散の大きさに基づいて平均値の差を意味づけていくのであり，この点がt検定の考え方と共通しています．

平均値の差の検定における注意点

　平均値の差の検定を行うにあたっては，以下のような注意点があります．

サンプル数の影響

　各条件のサンプル数が少なすぎると（例えば各条件3サンプル），検定統計量が大きくても帰無仮説が棄却されにくくなります．逆に，各条件のサンプル数が極端に多いと（各条件300サンプル），検定統計量が小さくても帰無仮説が棄却されてしまいます（図4-12）．適切なサンプル数については，統計の観点からは，効果量（effect size）をどの程度に設定するかによって算出できます．効果量は，サンプル数の影響を受けずに要因の大きさを示すことができる特徴をもちます．具体的な計算方法については文献11をご参照ください．また研究の観点からは，類似のテーマを扱う先行研究でどの程度のサン

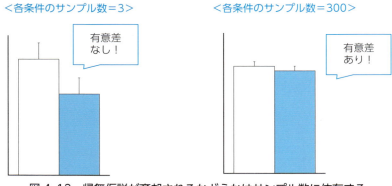

図 4-12　帰無仮説が棄却されるかどうかはサンプル数に依存する

プル数を用いているかということも参考情報として有用です．

ばらつきが大きいデータ

　条件内のデータのばらつきが大きいと，検定統計量が小さくなり，帰無仮説が棄却されにくくなります．リハビリテーション対象者を研究対象とする場合，例えば一口に脳卒中患者といっても，病型や発症からの日数などによって運動機能などの測定データに大きな個人差があります．もちろん，参加条件を絞り込むことでばらつきを減らすことはできます．ただし，参加条件を絞りすぎると，今度は対象となる脳卒中患者を集めるのが困難という別の問題が発生します．前述のように，サンプル数が少なすぎても帰無仮説が棄却されにくくなります．このため，リハビリテーション対象者を研究対象とする臨床研究においては，1人の参加者データに基づくシングルケース研究も，有益な研究手段になります（p127 コラム）．

量的データと質的データ

　従属変数として扱う数値情報は，大別して量的データと質的データに分かれます．平均値の差の検定として t 検定や分散分析（総称してパラメトリッ

ク検定といいます）が適用できるのは，量的データに対してです．質的データに対しては，別の検定（ノンパラメトリック検定）を使います．このため，検定を正しく行うためには従属変数として使用するデータの性質を理解する必要があります（表4-2）．

本章の仮想事例では，量的データを従属変数としていました（反応時間，高さ，速度）．量的データの条件の1つが，数値間の差が等しいことです．例えば反応時間の場合，300ミリ秒と400ミリ秒の差と，900ミリ秒と1,000ミリ秒の差は，ともに100ミリ秒の差で等しい関係にあります．暦年の場合も同様に，2016年と2020年の差と，2000年と2004年の差は，ともに4年の差で等しい関係にあります．これら量的データについては，t検定といったパラメトリック検定が利用できます．

量的データのうち，原点が何らかの物理的属性の欠如を意味するものは，比率（比例）尺度と呼ばれます．一方，原点が任意である場合（数値の0が物理的欠如を意味するわけではない）には間隔尺度と呼ばれます．反応時間の場合，0は反応していないこと（反応の欠如）を示すため，比率尺度になります．暦年の場合，0は年代の区切りを任意で設定したものであるため，間隔尺度になります．

数値間の差が均等でないデータは，質的データとして扱います．質的データは，数値の大小を評価できる順序尺度と，評価できない名義尺度に分かれます．学生の成績に対する5段階評価や，麻痺の回復過程のステージ評価は，

表4-2　量的データと質的データ〔文献9, 11) を参考に，筆者が作成〕

＜量的データ＞数値間隔の差が等しい
・比率（比例）尺度：原点（0）が物理的欠如を意味する
　　例：反応時間，長さ，重さ
・間隔尺度：原点（0）が物理的欠如を意味しない
　　例：摂氏温度，暦年

＜質的データ＞数値間隔の差が等しいとはいえない
・順序尺度：大きさに関する順序を反映
　　例：順位，5段階などに段階分けした判定
・名義尺度：区別・分類できる項目に対して割り付けた数値
　　例：性別，出身地，転倒の有無

順序尺度です．順序尺度は，数値の大小で序列を表現できます．しかし数値間の差が均等とは限りません．成績の5段階評価における5と4の差と，2と1の差が均一であるかは，厳密には判断できません．筆者が所属する大学では，成績が2〜5である場合には単位がつきますが，1の場合は単位を落としてしまいます．学生にとってはきわめて不連続な数値間隔ともいえます．数値間の差が均等でないと，平均値を出すことの意味が薄れてしまいます．このため，t検定などのパラメトリック検定が最適な検定法ではなくなります．数値の順序性に基づいて検定統計量を算出するノンパラメトリック検定を使って検定します．

　名義尺度は，項目の区別を表現するのに割り当てられた数値です．標本内である性質を「もつ/もたない」ことに対する分類（例，1.転倒した，2.転倒していない）や，出身地のラベリング（1.北海道，2.青森，3.……）など，分類・区別できる項目に数値を割り付けたものなどがあります．名義尺度では，標本内の各項目の度数・頻度の情報を得ることができます．検定は度数を評価するノンパラメトリック検定を用います．

正規分布していないデータ

　たとえ量的データであっても，データが正規分布していない場合，ノンパラメトリック検定を適用します．正規分布とは，条件内のデータの散らばり具合をヒストグラムとしてプロットした時に，釣り鐘のような形をした分布です．中心部が盛り上がり，両端が左右対称に徐々に低くなっていきます（図4-13）．正規分布しているデータの場合，平均値が分布の中央に位置します．さらに，平均値がデータの中心傾向を示す平均値以外の値（中央値，最頻値）とも一致します（図4-13a）．中央値とは，得点の分布を度数で2分割した時の境界値です．最頻値とは度数がピークになっている値です．正規分布していないデータにおいては，平均値が分布の中心から逸脱する傾向にあり，分布の代表値として機能していません（図4-13b，c）．このため，平均値以外の値を用いるノンパラメトリック検定が適切な検定法となります．

　ただし研究によっては，正規分布していないデータに対して事後処理を行

第3節 平均値の差の検定

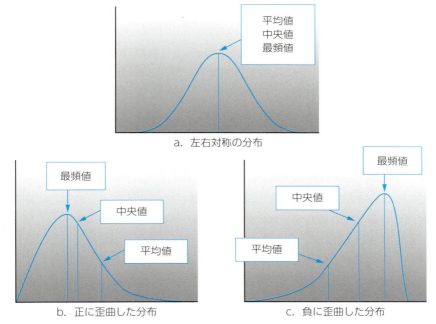

図 4-13 正規分布していないデータでは平均値が分布のピーク（最頻値）からずれてしまう

うことで分布の正規性を担保し，パラメトリック検定をかける場合もあります．例えば人の反応の素早さを反応時間として測定した場合，データは一方の極に偏る傾向がありますが，対数変換（データを常用対数などの対数に変換することで正規分布に近づける）などの変換を行って正規分布化させ，パラメトリック検定をかけることがあります．類似する先行研究を多く参照し，その分野で最適とされる検定の方法を理解する必要があります．

まとめ：研究法への関心

　研究法を「研究をする人のための作法」としてだけではなく，「研究の情報を参照する人すべてに役立つ知識」として捉えてほしい……そのような想い

で，本章を執筆しました．自分の想いを伝える際は，「意見・主張」＋「根拠」のセットで伝えるというのが，本書の主張です．状況に応じて「科学的根拠」を利用することは，意見・主張の説得力を高めてくれます．いくら数値データを示しても，研究法の約束を守らずに測定されたデータは科学的根拠として扱ってもらえません．自分の想いをサポートしてくれるデータも，比較対象の選定が適切でなければ，そこから主張できることに制限がかかります．帰無仮説が棄却できなかったことをもって，「2つの群は統計的に等しい」と主張した場合，専門家はその主張を受け入れてはくれません．科学的根拠を意見・主張の根拠として活用するためには，こうした問題を見極める眼をもつ必要があります．そのような眼をもつために，研究法の知識に関心をもってほしいのです．

　本章で取り上げたのは，研究法の中でも，因果関係の推定に関する知識だけです．読みやすさを重視した結果，説明をしていない重要な知識もたくさんあります．「因果関係」と一括りにしていますが，厳密には，選択した研究デザインによって因果関係を主張できる度合いも異なります．こうした問題を正確に理解するために，研究法をさらに深く勉強してみたいという人が増えたとしたら，本章の目的は達成されたといえます．

コラム

シングルケース研究

　個人差の大きい集団を対象とする臨床研究では，1 症例に対する研究（本書ではシングルケース研究と呼びます）は有意義な研究方法です．確かに，1 サンプルの標本から得られた結果から母集団を推測することには，限界があります．しかし，だからといって無理をしてサンプル数を増やしても，分散がきわめて大きいデータでは，自分の仮説が支持される可能性は低くなります．したがって，まれな症例についてはむしろその 1 名を対象とし，"比較"の概念をうまく評価に取り入れることで，実験法に基づく研究に類する議論を行うほうが有意義な場合があります．

　シングルケース研究の場合，1 人の対象者に対して繰り返し測定をすることになります．比較の観点で有益な研究デザインが，ABA 型デザインです．ABA 型のデザインでは，ベースラインとしての測定を A，治療や介入後の測定を B とした時に，A⇒B⇒A と測定していきます．最後に A をもう一度測定するのは，B にみられる影響が順序効果でないことを確認するためです．もしも B にみられる影響が順序効果によるものではなく，治療や介入によるものであるなら，最後に測定する A において，B にみられた影響が減衰するはずです．比較の概念をうまく評価に取り入れることで，治療や介入に関する一定の議論を可能にしています．なお，最後は治療・介入で終わるほうが，対象となった患者にとっては有益でしょう．このため，最後を B で終わる研究デザインとして，BAB 型デザインとか，ABAB デザインを採用する研究もあります．より詳しい説明は，文献 12 をご参照ください．

　バイオメカニズム学会が発行している学会誌では，2018 年に「N1 グランプリ」という特集が組まれました[13]．シングルケース研究が，症例研究以外にも意義があることが，8 編の総説論文でアピールされています．この事実は，さまざまな研究領域でシングルケース研究の意義が認められていることを示唆しています．

　たとえシングルケース研究であったとしても，それが人間の普遍的な現象の解明に役立つもの，または未知の現象の存在を知らしめるものであれば，Science 誌や Nature 誌のような権威ある科学誌にも掲載されます[14]．研究法を深く学ぶことで，その意義だけでなく限界にも理解が深まると，シングルケース研究の意義が改めて理解できるようになります．

✓ 数値データを扱う時の Check Point

- □ 相関関係から因果関係を主張することにはリスクを伴う
- □ 実験法に基づく因果関係の推定法には以下のような特徴がある
    1. 研究者が原因だと考える変数（独立変数）と，結果だと考える変数（従属変数）を設定する
    2. 独立変数を操作し，それに応じた従属変数の変化を捉える
    3. 独立変数の操作のみが従属変数を変化させたといえるように，事前対策をする
    4. 事前に定めた確率で因果関係があるといってよいかを，統計的仮説検定のルールに沿って判断する
- □ 剰余変数の統制や排除が，因果関係の推定に伴うキーポイントになる
- □ 統計的仮説検定の考え方に基づき研究デザインを組み立て，分析する
- □ 分析の際は，自分の考え（仮説）を否定する仮説（帰無仮説）を立て，検定統計量が帰無仮説を棄却できるかどうかを調べる
- □ 平均値の差の検定においては，条件内のばらつきの大きさが吟味される
- □ 従属変数が量的データか質的データか，またデータが正規分布しているかによって，用いる検定方法を選択する

理解を深めるための参考文献

1) 勝平純司，他（著），山本澄子，他（監）：すぐできる！リハビリテーション統計—データのみかたから検定・多変量解析まで．南江堂，2012
    初学者でも短時間で統計検定が実践できることを念頭に書かれた本であり，初学者に最適です．医療系研究・臨床研究をベースに書かれており，わかりやすい事例が多く掲載されています．
2) 対馬栄輝：医療系研究論文の読み方・まとめ方—論文の PECO から正しい統計的判断まで．東京図書，2010
    医療系研究・臨床研究において必要な研究法の知識を，網羅的に解説しています．タイトルは「論文の読み方・まとめ方」ですが，データを測定する際にも役立つ情報が満載です．
3) 山内光哉：心理・教育のための統計法〔第3版〕．サイエンス社，2009

心理学系の研究を想定した内容ではありますが，本書で解説した内容を発展的に理解する意味では，医療系研究・臨床研究に携わる人にも最適な本です．概念から数式の理解までバランスよく学ぶことができます．

4) メルツォフJ（著），中澤　潤（監訳）：クリティカルシンキング　研究論文篇．北大路書房，2005

心理学分野で著名な研究者が，研究法の観点からみて欠陥のある創作論文を作り，その欠陥発見を通して，研究法の知識を深く学んでもらおうとする意欲的な本です．心理学系の内容ですが，他に類をみないという点でお薦めできます．

文　献

1) 福原俊一：臨床研究の道標（みちしるべ）第2版―7つのステップで学ぶ研究デザイン（上・下）．特定非営利活動法人　健康医療評価研究機構，2017
2) 奈良進弘：第2章Ⅳ　実験研究．山田　孝（編），矢谷令子（シリーズ監修）：標準作業療法学　専門分野　作業療法研究法　第2版．医学書院，2012，pp98-108
3) 対馬栄輝：医療系研究論文の読み方・まとめ方―論文のPECOから正しい統計的判断まで．東京図書，2010
4) 杉村伸一郎：第1部2章　研究計画の進め方2．後藤宗理，他（編著）：心理学マニュアル　要因計画法．北大路書房，2000，pp18-26
5) 倉澤一孝：背理法をアナロジーとして使った仮説検定の指導法．山梨学院大学現代ビジネス研究．**8**：113-114，2015
6) レイWJ（著），岡田圭二（編訳）：改訂エンサイクロペディア　心理学研究方法論．北大路書房，2013
7) Higuchi T, et al.：Improvement of nonverbal behaviour in Japanese female perfume-wearers. *Int J Psychol.* **40**：90-99, 2005
8) 高橋　信：やさしい実験計画法―統計学の初歩からパラメータ設計の考え方まで．オーム社，2009
9) 山内光哉：心理・教育のための統計法〔第3版〕．サイエンス社，2009，p3，p34
10) 対馬栄輝，他：医療系データのとり方・まとめ方―SPSSで学ぶ実験計画法と分散分析．東京図書，2013
11) 板口典弘，他：ステップアップ心理学シリーズ　心理学統計入門　わかって使える検定法．講談社，2017
12) 平岡浩一：症例研究の実際（3）症例研究．内山　靖，他（編），奈良　勲（シリーズ監修）：標準理学療法学専門分野　理学療法研究法　第2版．医学書院，2006，pp56-66

13) 井上剛伸：特集「N1 グランプリ-N＝1 研究の意義」に寄せて．バイオメカニズム学会誌．**42**：10，2018
14) Mattingley JB, et al.：Preattentive filling-in of visual surfaces in parietal extinction. *Science*. **275**：671-674, 1997

第 5 章　プレゼンテーション―パラグラフの概念を生かす

第5章 プレゼンテーション―パラグラフの概念を生かす

第1節
パラグラフの概念の活用方法

スライドをパラグラフの概念に沿って作る

　第2～第3章で紹介したパラグラフの概念は，プレゼンテーションにも応用可能です．本章では，プレゼンテーションで使用する各スライドをパラグラフの概念に沿って作ること，そして，プレゼンテーション全体をパラグラフ・ライティングの方式に沿って組み立てることについて説明します．

　パラグラフの概念を意識したスライドは，図5-1のような形になります．結論先行型の場合（図5-1左），スライド上部のタイトル欄に，スライドにおける意見・主張を明記し，その下のスペースを根拠の情報に割きます．文書の場合と違い，結論として意見の再主張をスライドに掲載すると，少しうるさい印象になります．よって，スライドに関する口頭説明で意見の再主張をするといったやり方をとります．なお，根拠の情報としてグラフなどを掲載した場合には，その情報がどうして意見・主張と結びつくのかを解説する一文を加えるのも効果的です．

　話題提示型の場合（図5-1右），スライド上部のタイトル欄には聴衆が興味をもつような話題・トピックだけを記載します．その話題に対する判断材料となる情報を大きく掲載したうえで，意見・主張をわかりやすい位置に明示します．図5-1右では，パラグラフの概念に沿う形で一番下に書いていますが，話題提示のすぐ下に書くなど，多少の自由を利かせることができます．

　この2つの概念に沿って作ってみたスライド例が，図5-2になります．ここでの話題は，高齢者の障害物回避動作です．段差をまたぐ動作を対象にし

第 1 節　パラグラフの概念の活用方法

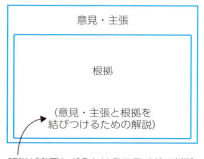
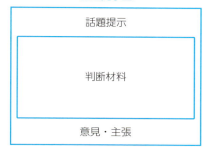

図 5-1　パラグラフの概念を意識したスライドの構成

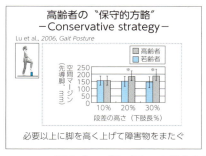
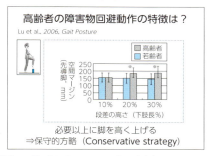

図 5-2　パラグラフの概念を意識して作成したスライドの実例

た先行研究[1]を参考にしています．このスライドを通して発表者が主張したいのは，高齢者が障害物を回避する際には，保守的方略（conservative strategy）をとるということです．保守的方略とは，障害物との接触を確実に避ける目的でオーバーな回避動作を見せる傾向です．一般的に使われる言葉ではありませんので，スライドの中でそれが何を意味するかを解説する必要があります．

　結論先行型のスライド（**図 5-2 左**）では，主張のキーワードである"保守的方略"という言葉をタイトルに使いました．保守的方略が具体的に何をいっているのかを，根拠となるデータ（高齢者が若齢者に比べて，必要以上

に脚を高く上げて障害物をまたぐ，というデータ）を使って，確実に伝える努力をします．図を提示しただけではメッセージが伝わりにくいと判断した場合，解説の一部を加えます．図 5-2 では，スライド下部にその一文を加えました．

　話題提示型の場合（図 5-2 右），「高齢者の障害物回避動作の特徴は？」というタイトルが提示されています．その特徴について考える材料の 1 つとして，段差またぎ動作の研究を紹介しています．この研究は，高齢者が若齢者に比べて，必要以上に脚を高く上げる傾向があることを示しています．スライドでは，そうした傾向を保守的方略と呼ぶと解説しています．

プレゼンテーション全体の構成

　プレゼンテーション全体の構成についても，パラグラフ・ライティングの原則に沿ってスライドを積み上げることができます．複数のスライドを，導入・本文（メインボディ）・結論の構成で組み立てる方式です．スライドのまとまりを"本文"と表現するのがなじまないため，"メインボディ"と言い換えることにします．

　図 5-3 は，第 2 章第 2 節の中で文書事例 2-1 として取り上げた，「歩行を支える 2 つの調整システム」についてのスライド構成イメージです．全部で

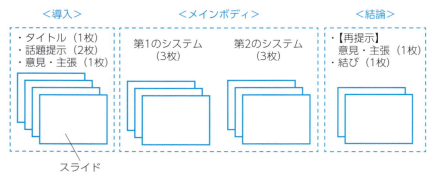

図 5-3　パラグラフを意識したプレゼンテーション全体の構成

12枚のスライドを使って，20分程度で解説することを念頭に置いています．導入の中に，意見・主張（thesis statement：歩行の制御は，2つの調整システムにより支えられている）を述べるスライドが入っています．

　文書と違い，1枚のスライドで1パラグラフ分の情報を収めるとは限りません．複数のスライドに分けることができます．導入では，一人でも多くの方に話題に興味をもってもらうことが重要です．そのため，なぜこの話題を取り上げることが重要なのかについて強くアピールします．図5-3では，タイトルページに続く導入として，話題の重要性を伝えるスライド2枚と，主張を述べるスライド1枚での構成を想定しました．

　メインボディのスライドは，提示する根拠の数に応じて，大きなブロックを構成します．図5-3の場合，歩行を調整する各システムに対してブロックを構成しました．そのうえで，各システムを説明するのに必要なスライドを用意します．20分という発表時間を考えれば，必要最小限のスライドに抑えないと，結論をアピールする時間がなくなってしまいます．各システムにつき数枚の構成としました．

　結論のスライドでは，意見・主張を再提示します．文書の場合には主張の言い換えが原則ですが，プレゼンテーションでは導入のスライドとあえて同じスライドを使うのも有効です．同じスライドに対して，根拠として話した情報を付け加えることで，聞き手がプレゼンテーションの全体を総括しやすくなります．また，意見・主張に関連したメッセージを最後のスライド（「結び」のスライド）として加えることで，著者の主張がさらに届きやすくなります．このため，導入のスライドと同様，スライドを複数枚で構成します．以下，導入・メインボディ・結論のそれぞれについて，詳しく見ていきましょう．

構成の自由度が高い導入のスライド

　導入の1～2枚のスライドは，話題の重要性を伝えるための"つかみ"のスライドです．構成の自由度が高く，必ずしもパラグラフの概念に沿ったレイアウトである必要はありません．話題を象徴する絵や文をシンプルに掲載

し，口頭説明でそこに意味を加えていくスタイルも多く見受けられます．話し手の個性が現れるスライドです．ただし，自由なスタイルのスライドが良い評価を受けるためには，そのスライドに対する口頭説明での意味づけが必要です．斬新で印象的なスライドを導入として使いこなすには，比較的高度なプレゼンテーションスキルが求められると考えたほうがよいでしょう．

　図 5-4 に，導入に用いるスライド例を 3 種類挙げています．「歩行を支える 2 つの調整システム」という意見・主張につながりやすい導入を意識しました．図 5-4a では，「状況に応じて歩行パターンは異なる」という見出しのもと，やや特殊な歩行場面が描かれています．このスライドを通して，"定常歩行において安全性を担保できない状況では，歩行パターンの調整が必要である"ことをアピールしています．図 5-4b では，「歩行の制御：特徴を一言で表現すると？」という質問をしています．その答えを聴衆に考えてもらうことで，話題に関心をもってもらいます．そのうえで，この発表ではさまざまな特徴の中から，"柔軟性（状況に応じて適応的に歩行パターンを調整できる特徴）"に着目する旨を口頭で（スライドには明記せずに）説明し，次のス

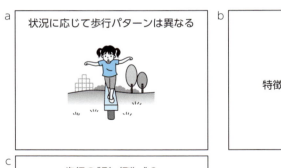

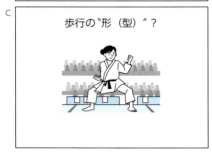

図 5-4　導入における話題提示スライドの例
必ずしもパラグラフの概念に捉われず，聴衆の注意を引くスタイルをとれるため，自由度が高い

ライドに進んでいきます．図 5-4c では，「歩行の"形（型）"？」というタイトルのもと，形（型）を覚えるスポーツを連想させる絵を掲載しました．このスライドを通して，"スポーツの中には，形（型）を覚えてそれを忠実に再現することが求められるものもある．しかし歩行の場合，どうやら形（型）を覚えるという形で学習・制御されてはいないように思われる"という展開につなげていきます．

　話題提示がうまくいったら，導入の最後として，このプレゼンテーションにおける意見・主張（≒結論）を宣言します．ここでは，図 5-5 のようなスタイルで，2 つの調整システムがあるという意見・主張を図示しました．使用する絵のスタイルや配置など，細かい点は話し手の好みで自由に選択できます．大事なことは，結論先行型のスタイルで構成しているという点です．すなわち，タイトルに 2 つの調整システムがあることを宣言し，その根拠となる各システムを，左右の図でそれぞれ表現しているという構成が，ここでは重要です．意見・主張のスライドの下部に大きなスペースがあります．このスペースは，プレゼンテーションの結論部で再度このスライドを使用する際に，根拠として示した情報を追加するためのスペースです．

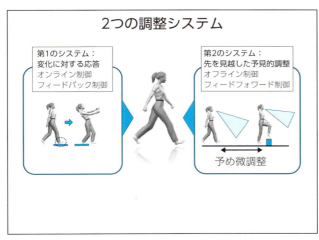

図 5-5　導入における意見・主張スライドの例

第5章 プレゼンテーション—パラグラフの概念を生かす

メインボディはパラグラフの概念に忠実に

　メインボディのスライドでは，それぞれのシステムの存在を示唆する根拠となる事例を紹介します．発表時間が長くなればなるほど，メインボディのスライドが多くなります．できる限りパラグラフの概念に沿って構成し，そのスライドのもつ意味を瞬時に理解してもらうようにします．文書においては，各パラグラフの冒頭にトピックセンテンスを明示することを意識しました（第2章参照）．これと同様にプレゼンテーションでも，メインボディのスライドでは，トピックセンテンスに該当する内容をタイトルで明示するよう心がけます．

　パラグラフの概念に沿って構成してあれば，そのスライドを通して言いたいことが瞬時に理解できます．これには，聴衆が細かい情報を読み飛ばせるという副次的メリットもあります．発表の中では，どうしても専門性の高い情報を含めなくてはいけないことがあります．たとえそれが一般的な聴衆には細かすぎる情報でも，一部の同業者にはきわめて重要な情報だからです．パラグラフの概念に沿ったスライドにしてあれば，たとえ細かい情報を読み飛ばしたとしても，通常は何の問題もなく発表者の主張を理解できます．これは，発表者と聴衆の双方にとってのメリットです．

結論は意見・主張（再掲載）とメッセージで構成

　結論部では，まずプレゼンテーション全体を通して言いたかった意見・主張を（再）提示します．前述のように，文書の場合，意見・主張を再掲載する際には若干の言い換えが原則ですが，プレゼンテーションの場合は，あえて同じスライドを使うことも有益です．その際は，根拠として示した情報をスライドに付け加えることで，提示した情報が意見・主張とどのように結びついていたかを示します（図5-6）．

　もし話題提示型のプレゼンテーションにした場合，結論部で意見・主張を明示するスライドを提示することが不可欠です．導入のスライド事例を示した図5-4には，「歩行の制御：特徴を一言で表現すると？」という，質問を

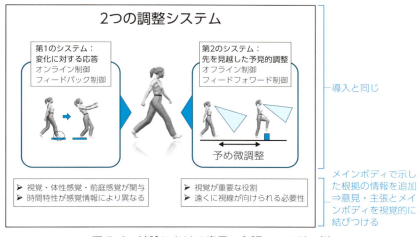

図 5-6　結論における意見・主張スライドの例
導入で使用したスライドに，メインボディで説明した情報を加筆するスタイル

投げかけるスタイルのスライドがありました．こうした質問を聴衆にしておきながら，結局発表者がその答えを提示せずにプレゼンテーションを終えた場合，聴衆が情報をうまく消化できないことがあります（**図 5-7**）．確かに質問を投げかけるスタイルの話題提示は，聴衆にその話題について深く考えてもらうきっかけを与えるという点で，有益なプレゼンテーション方法です．しかしその場合，必ずその質問に対する発表者なりの回答とその根拠を，プレゼンテーションの中で示す必要があります．聴衆にとってみれば，深く考えた問いに対して答えが与えられないと，もやもやした気分が残ってしまい，せっかくのプレゼンテーションが台無しになることもあります．もしも質問に対する明確な回答を結論として提示できない場合には，別の導入を考えるほうが得策です．

　結論では最後に，意見・主張から派生するメッセージを提示するのも有効です．学会発表などのアカデミックな発表の場合，学術的意義や社会的意義を述べることが期待されます．こうしたメッセージを含めることにより，発表された内容が，聴衆にとってさらに関心が高く，意味のある話題であることをアピールできます．

第 5 章　プレゼンテーション―パラグラフの概念を生かす

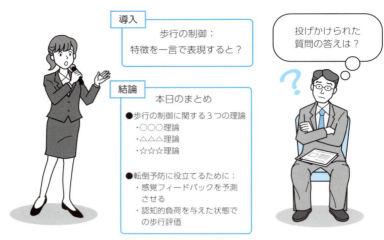

図 5-7　導入における投げかけに結論が対応していない例

> ＜意見・主張から派生するメッセージの例＞
> ・今回の発表は関連研究に対してどのような重要な意味をもつのか
> ・今回の発表はリハビリテーションにどのように役立てることができるのか

　新聞やテレビニュースで優れた研究成果が紹介される場合，その記事やニュースの最後（および冒頭）で，「この成果は，○○に対する応用が期待されます」「今まで不可能とされてきた，○○の解明に一歩近づいたことになります」といった解説がなされます．こうした解説が，「意見・主張から派生するメッセージ」に該当します．成果そのものの具体的な内容が，専門的すぎてまったく理解できなかったとしても，派生するメッセージの内容が理解できれば，それが社会一般に意義ある成果だと理解できます．セラピストを主対象とした発表であれば，その知識がリハビリテーションにどのように寄与するのかについてのアピールが期待されます（図 5-8）（次ページコラム）．

第1節　パラグラフの概念の活用方法

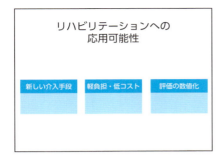
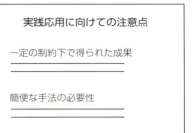
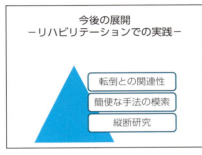

図5-8　最後にメッセージを伝える
　　　　スライドの例

コラム

意見・主張から派生するメッセージ：あえて制約に触れる意味

　最後のメッセージとして，発表した内容の限界や制約をあえて述べる場合もあります．図5-8にある，「実践応用に向けての注意点」というタイトル例がそれに該当します．「確かにこの治療方法にはさまざまな可能性がある．しかし現時点では一定の制約下で得られた成果であることに注意してほしい」というメッセージです．特にこうしたメッセージは，成果の学術的・臨床的意義をプレゼンテーションの冒頭で効果的に示している場合に有効です．冒頭になぜこの研究が学術的・社会的に重要であるかを示し，実際に期待した通りの成果が得られたとすると，その成果に対する期待はとても高まります．こうした状況の中で，意義ばかりを強調しすぎると，思わぬ批判を受ける場合があります．どんなに優れた成果でも，通常はそれを検証した条件下で実証された結果であり，それを拡大解釈して考えることに限界があるからです．成果のインパクトが大きければ大きいほど，拡大解釈をしてはいけないことをアピールすることで，正しい理解を促すことにつながります．

第2節
わかりにくさの改善

結局何が言いたいの？

「結局何が言いたいの？」……幾度となく聞くコメントです．まだ経験の浅い発表者に対して，経験豊かなベテランの聴衆がこうしたコメントをするシーンはよくあります．このコメントは，「残念ながらあなたの発表を聞いても，あなたの意見・主張が何だったのかを理解することができませんでした」ということを発表者に伝えています．誰かにこのような質問をされることは，発表者からすればとてもショックなことです（図5-9）（p152 コラム参照）．

「私は君の意見には賛同できない」と言われることも，やはりショックなことです．しかし「結局何が言いたいの？」と言われるよりはましです．「私は君の意見には賛同できない」とコメントできるのは，発表者が何を主張しているのかについて，理解できた場合です．発表者の意見・主張を十分に理解したうえで，発表者とは別の考え方をもっていることを主張されたにすぎません．つまりこれは学術的な議論であり，意見交換の1つともいえます．

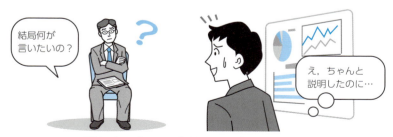

図5-9 どうして自分の主張が伝わらない？

これに対して「結局何が言いたいの？」という質問は，そもそも発表者が何を伝えたいのかが理解できなかったので，議論すらできないという不満の気持ちが表明されています．自分自身が「今回はちゃんと自分の主張を発表に盛り込むことができた」と思っているにもかかわらず，「結局何が言いたいの？」というコメントをもらった時は，とても落ち込むものです．もちろん，聞き手が悪い場合もあります．しかし大抵の場合，「結局何が言いたいの？」という印象をもたれてしまう場面では，情報提示における何らかのミスを犯しています．以下，ミスの一例を紹介します．

意見・主張が明示されていない

　大学院教育の経験に即していえば，そもそも意見・主張が明示されていないというミスが多くみられます．その背景には，意見・主張とは何かを正しく理解していないという問題があります．こうしたミスを犯している典型的なスライドの例が図 5-10 です．このスライドは，第 1 節にて解説した，パラグラフの概念を意識したスライドの実例（図 5-2）をベースに作っていますが，紹介する先行研究が 2 つになりました[1,2]．つまり発表者は，2 つの先行研究を併記することでいえる意見・主張を示そうとしています．では，その意見・主張とは何でしょうか．「そんなの，この 2 つの図を見ればいちいち説明しなくてもわかるでしょう」と勘違いしているケースや，「先行研究の情報自体が意見・主張だ」と勘違いしているケースが，実に多く見受けられます．

　2 つの先行研究をわざわざ 1 枚のスライドにまとめたことには，理由があったはずです．その理由にこそ，発表者の意見・主張が含まれており，それをスライド上で明示する必要があります．図 5-10 の場合，2 つの事例のいずれもが，高齢者が障害物回避時にオーバーな回避行動をとる傾向があること（つまり，保守的方略をとること）を示しています．それが，発表者の意見・主張であり，明示すべき情報です．発表者からすれば，「類似する 2 つの研究が並んでいれば，保守的方略をとるということが主張であることは，自ずとわかるはずだ」という意識をもちがちです．しかし，それは必ずしも

第5章 プレゼンテーション―パラグラフの概念を生かす

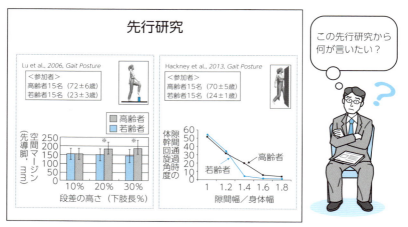

図5-10　意見・主張が明示されていないスライドの例

正しくありません．学術的なプレゼンテーションにおいては，それらの情報を通して発表者が何を主張したいのかを，明示する必要があります．

　図5-11は意見・主張を明示するために，図5-10を微調整したものです．3つの点に修正を加えました．第1に，タイトルを変更しました．そのスライドを通して伝えたい意見・主張をタイトルに示しています．第2に，結果のグラフの一部にハイライトをつけました．プレゼンテーションの中で強調して説明する部分を予告するイメージです．第3に，先行研究の結果の要点を2つの研究それぞれに対して加えました．これにより，意見・主張の根拠を明示しました．この第3の点は，スライドに加えることで情報量が多くなるリスクもあります．すっきり見せたい場合には，スライド上に掲載せず，口頭で説明するスタイルでも構いません．

　あえてデザインを変えずに修正しましたので，オリジナルのスライドである図5-10との見かけ上の違いはわずかです．実際，他者が作ったスライドを修正する時，スライドのデザインを含めて根本からがらりと変えてしまうことは，それほど多くありません．発表者の意図を理解し，その意図が確実にスライドに反映されるような微調整案を提案することになります．しかし，たとえ見かけ上の違いはわずかでも，意見・主張をわかりやすく伝える

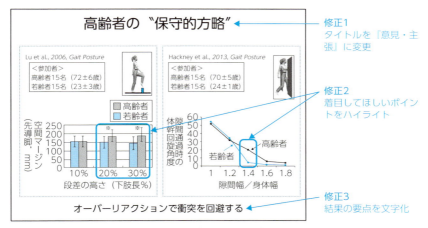

図 5-11　意見・主張を盛り込む形で修正したスライド例

という点では，大きな違いがあります．

　これまでの指導経験からいえば，この差が見た目にわずかだからこそ，指導者の修正意図がなかなか伝わらないという難しさがあります．図 5-10 のようなスライドを作った大学院生に対して，意見・主張のアピールが欠けているため，図 5-11 のように修正してみようとコメントしたとします．コメント通りに修正してはくれるのですが，次に同じようなスライドチェックをする際，同じミスを繰り返す場合があるのです．おそらくは「なんだ，先生からのコメントは，わずかな修正で OK という意味じゃないか．僕のスライド作りは間違っていないということだな」と誤認識されることもあると感じています．

　ここでは先行研究を紹介する事例を取り上げましたが，自分自身で行った実験結果を報告する場合でもまったく同じです．実験結果を淡々と話しただけでは，意見・主張を正しく伝えたとはいえません．「その実験結果に基づき，何を明らかにしたと主張したいのか」を伝える必要があるのです．第 1 章では，「実験結果だけの発表はつまらない」と述べました．意見・主張が明示されていないことが，そのつまらなさの原因です．「結局，その実験を通して何が言いたいかわからない」ので，面白みが薄れてしまいます．数値的な

第5章 プレゼンテーション―パラグラフの概念を生かす

情報を提示した場合には，それを通して何を言いたいのかを必ず明示するように意識しましょう．

提示した情報に基づく意見・主張が自明とは限らない

　「意見・主張が伝わらない場合，そもそも意見・主張が明示されていないことがある」ということについて，さらに掘り下げて説明します．「先行研究や自らの実験結果などの情報（数値情報）を示しても，発表者の意見・主張が自ずと伝わるとは限らない」ということを理解していただければ，この根本的なミスを犯す確率が低くなるというのが，筆者の意見・主張です．

　今，ある発表者が，脳卒中片麻痺者の立位姿勢バランスを改善させる方法として，デュアルタスク状況下での立位姿勢経験（別の課題と同時に立位姿勢保持課題を行う経験）がもつ効果について発表したとします．発表者が冒頭の2枚のスライドとして，図5-12のスライドを提示しました．これらのスライドによって発表者が提示したかった意見・主張は何でしょうか．

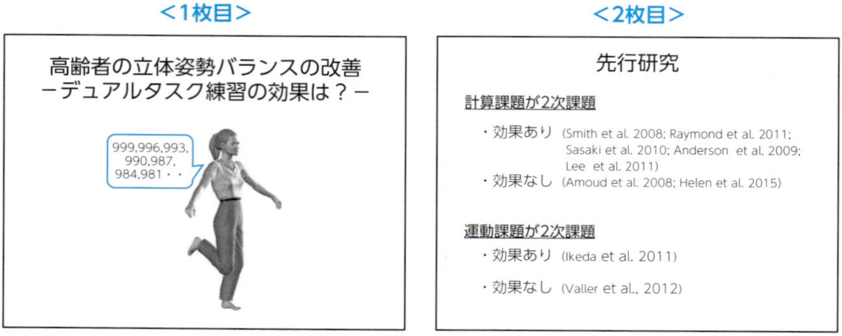

図5-12　【仮想プレゼン例】デュアルタスク状況下での立位姿勢経験の効果
（先行研究氏名も全て仮想）

第2節　わかりにくさの改善

　実際のところ，2枚目に提示された先行研究の事例は，見方によってさまざまな解釈が可能です．以下にその解釈例をまとめてみます．

＜先行研究を通して伝えたい意見・主張は？＞
可能性1：立位姿勢保持時に同時に行う2次課題としては，計算課題を使った研究と，運動課題を使った研究がある．
可能性2：デュアルタスク練習の効果について，現時点では統一見解が得られていない．
可能性3：運動課題を2次課題とした研究報告は，比較的少ない．

　このように，先行研究の情報を淡々と示したとしても，その情報が提示する意味は，必ずしも1つには決まりません．どのような観点でその情報を見るかによって，異なるメッセージとなります．だからこそ，これらの情報をどのような意味をもつものとして提示しているのかを，発表者自身がスライドの中で宣言する必要があります．これらの先行研究を用いて，「関連研究は多くある」と主張したいのならば，その主張がわかるようにスライドを微調整します．「統一見解が得られていない」ことをアピールしたいならば，そこに注目してもらえるようにスライドの文言を変えます．図5-13は，主張す

＜統一見解が得られていないことを主張するための修正例＞

先行研究：統一見解が得られず

● デュアルタスク練習の効果を示した研究
　・認知課題 (Smith et al. 2008; Raymond et al. 2011; Sasaki et al. 2010; Anderson et al. 2009; Lee et al. 2011)
　・運動課題 (Ikeda et al. 2011)
● 効果なしと結論した研究
　・認知課題 (Amoud et al. 2008; Helen et al. 2015)
　・運動課題 (Valler et al., 2012)

＜効果を示す数多くの研究があることを主張するための修正例＞

効果を示す数多くの先行研究

計算課題を2次課題とした研究例
Smith et al. 2008; Raymond et al. 2011; Sasaki et al. 2010; Anderson et al. 2009; Lee et al. 2011)

運動課題を2次課題とした研究例
Ikeda et al. 2011

【参考】効果なしと結論した研究もある
Amoud et al. 2008; Helen et al. 2015; Valler et al., 2012

図5-13　意見・主張を明示するために仮想プレゼン例（図5-12）の2枚目を修正した例

る内容に対応させて図 5-12 の 2 枚目のスライドを微調整しました．スライドのレイアウト自体は，他にもさまざまな修正の仕方がありますので，もっと良い修正がないかを考えてみてください．ここでは，「主張したい内容を明示する」というポイントに注目して，図 5-13 をご参照ください．

口頭での説明を過信しすぎている

　プレゼンテーションの場合，スライドに書いていなくとも口頭で説明できます．そのため，スライドに意見・主張を明示していなくても問題ないと考える人も少なくありません．確かに，そうした考えも一理あります．しかし筆者は，口頭でしか意見・主張が伝わらないスライド作りは避けるよう，大学院生に指導しています．

　たとえ 5 分程度の短いプレゼンテーションだったとしても，口頭での説明をすべて一言一句逃さないというのはとても困難です．どのタイミングでスライドを見るか，どのタイミングで発表者の口頭説明（スピーチ）に注意を向けるのかは，聴衆の裁量で決められるものです．とても役に立ちそうな話題があり，メモをとっていたら，その間の情報を聞き逃したということもあります．口頭説明の中でしか意見・主張が提示されていないと，説明を聞き逃してしまった聴衆には，意見・主張が伝わらないことになります．これはお互いにとって残念なことです．スライドに意見・主張を明示しておくほうが，圧倒的に親切です（図 5-14）．

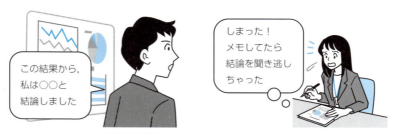

図 5-14　口頭説明を過信しすぎると大事な情報が伝わらないことも

アニメーション機能の利用により瞬間提示になってしまった

　パワーポイントを使ったスライド作りにおいて，アニメーション機能を使った結果，意見・主張が最後のたった数秒しか提示されなかったというケースも散見されます．パワーポイントのアニメーション機能には，特にスライド内の情報が多い場合に，一度に提示する情報をコントロールして見やすくする効果があります．また，スライドのどの部分について話しているのかを，レーザーポインタなどで指さずとも伝えられるメリットもあります．しかしその結果として，意見・主張がほんのわずかな時間しか提示されずに次のスライドに移ってしまったら，せっかくの苦労が台無しです．スライドの下部に意見・主張を示した時は，その文にアニメーションをつけることのないよう気をつけましょう．

　パラグラフの概念に忠実に沿ってスライドを作る場合，1枚のスライドには「意見・主張」と「根拠」がセットで提示されます．この2つが同時に提示されていることで，聴衆は意見・主張を理解し，根拠となる情報の妥当性を吟味することができます．こうした情報の整理にどの程度時間がかかるかには個人差があります．よってプレゼンテーションを作る際には，アニメーション機能の使用は最低限とし，できるだけ長い時間，両者を同時に提示するようにします．

意見・主張が情報に埋もれている

　意見・主張がスライドの中に盛り込まれていたとしても，情報過多で意見・主張が埋もれてしまった場合，せっかく明示した意見・主張が理解されないことがあります．図5-15（仮想事例）は，2つの意見・主張を1枚のスライドに詰め込んだことで情報過多になっている例です．「運動課題を2次課題とするデュアルタスク介入により，立位バランスが改善する可能性がある」という意見・主張，そして「本研究の目的は，運動課題を2次課題とすることのメリットとして2つの可能性に着目すること」という意見・主張で

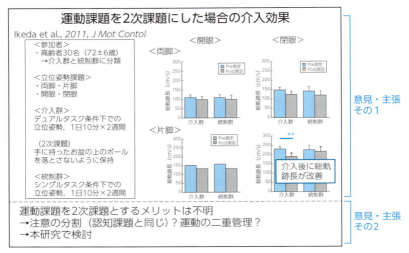

図 5-15　情報を詰め込みすぎたスライドの例

す．1つ目の意見・主張を支える根拠として示した先行研究の情報が細かいこともあり，1枚のスライドを通して言いたいことが1つにまとまっていない印象となります．

　1枚のスライドには1つの意見・主張だけとするスタイルに修正すると，情報過多の印象が少なくなります．図 5-16 がその修正例です．1枚のスライドに含まれた情報を2枚のスライドに分けました．図 5-16 ではそれ以外にも，先行研究を説明するスライドaにおいて，結果を象徴するグラフだけを大きく掲載する形式をとりました．こうすることにより，提示したグラフについてはきちんと説明し，聴衆の理解を促すことを狙っています．またスライドbについては，文字情報として示していた2つの可能性を，視覚的に示す努力をしました．文字としてスライドで説明する情報はできるだけ大事な情報にとどめ，それ以外は，視覚的イメージおよびそれに対する口頭説明で示す形式にしました．

　ここで紹介しているスライドの修正例は，意見・主張の明示に焦点を絞っています．スライドを見やすくする工夫には，レイアウトの調整や配色の統一など，さまざまなものがあります．こうした勉強をするために役に立つ良

a 意見・主張その1

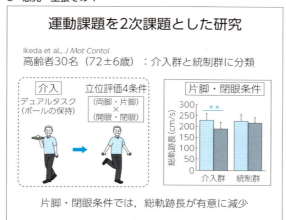

b 意見・主張その2

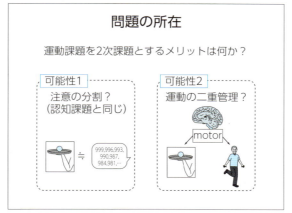

<修正内容>
1. 2枚のスライドに分割
    （意見・主張その1をaに，意見・主張その2をbとした）
2. 先行研究の情報量を制限
    （絵を使って文字説明を減らす，詳しく説明する図を掲載し残りは口頭説明にする）
3. 問題提起に関するスライドを新規に作成

図5-16　図5-15に対する修正案：1枚のスライドには1枚の意見・主張

書はたくさんあります．本章の最後に参考文献としていくつかを紹介しています．機会を見つけて勉強してみてはいかがでしょうか．

コラム

発表に対するコメントにも配慮を

　誰かの発表を聞いている時，「結局何が言いたいの？」と思ってしまうことは，誰もが経験することでしょう．審査者・評価者の立場で発表を聞く場合は，発表者に対して，「結局何が言いたいの？」とストレートに投げかけることも可能です．しかし，そうした立場であればなおさら，発表者がそのコメントを聞いて強いショックを受けてしまう可能性にも配慮しなくてはなりません．実際，もう少し丁寧な表現を使って，同じ趣旨の投げかけをすることができます．

- ✓「発表の要点をもう一度説明してもらえますか？」
- ✓「今回の発表におけるアピールポイントは何ですか？」
- ✓「発表の意義を一言で言うとどのように表現できますか？」

　「結局何が言いたいの？」という質問に比べて，ずっと丁寧です．しかし，実質的に同じことを発表者に尋ねています．「この発表におけるあなたの意見・主張は何ですか」という質問です．丁寧な質問にすることで，"私はあなたの発表に関心をもっている" という気持ちを伝えることができます．そのうえで，"発表内容の魅力をストレートに伝えてもらうために，再度，意見・主張のアピールにトライしてください" と促します．コメントする側のほんの少しの努力で，発表者が前向きな気持ちで問題に挑戦できる状況を作り出せます．

　この考え方は，コーチングの発想に似ています．コーチングでは，質問型のコミュニケーションを通して，他者の前向きな姿勢を引き出すことを支援します．コーチングでも，否定的な質問を肯定的な質問に置き換える努力をします[3]．「運動しなかったらどうなると思う？（否定）」ではなく，「運動したらどんな良いことが待っていると思う？（肯定）」と質問します．このような質問で，問題解決に対する自発的・自律的態度を引き出そうとしているわけです．コメントを通して誰かの発表を良くしたいと思うのであれば，問題解決に対する自発的・自律的態度を引き出すべく，肯定的なコメントに置き換える努力が必要です．

第 3 節
スピーチで伝える

質疑への対応

　学会発表や症例検討などのプレゼンテーションの後には，たいてい質疑応答の時間が求められます．他者からの質問に口頭で答える際にも，やはりパラグラフの概念が役に立ちます．「○○についてどう考えますか？」と聞かれた時に，結論先行型の形式で回答することを目指します．すなわち，質問に対する結論を先に明示し，結論に至る根拠の情報を，そのあとで説明するよう努力します．

＜パラグラフの概念に沿った回答方法＞
質問者：「○○についてどう考えますか？」
回答者（自分）：「私は，●●と考えます．といいますのも，……」
　　　　　　　　　　結論　　　　　　　　　　　結論に至る根拠

　「○○についてどう考えますか？」という質問をした人にとって，最もわかりやすい回答は，「●●と考える」という形式の回答です．「○○という案に賛成ですか？　反対ですか？」と質問してきた人が端的に知りたい内容は，発表者が賛成なのか反対なのかということです．質問者が知りたい内容に先に答えられると，その考えに至る根拠の説明がとても聞きやすくなります．質問者が端的に知りたい内容を先に述べておき，その後の説明が何のための説明なのか，道案内をするイメージで話します．

　先に結論が示されず，長々と質問に対する回答として説明がなされると，この説明の位置づけを理解することができず，うまく消化できないことがあ

ります．あなたが誰かに「○○案に賛成ですか？　反対ですか？」と質問した時に，発表者が次のように回答したら，あまり気持ちのよいものではないことがわかります．

> <結論の見えない回答：○○案に賛成？　反対？>
> 「この問題は非常に難しい問題であり，さまざまなことを考慮しながら考えないといけません．私の立場から申しますと，この○○案に賛成と考える多くの人たちに十分に共感をしております一方，反対と考える人たちが，この案がもたらす不利益に対して懸念を述べていることについて，決して無視してはいけないと考えています．したがいまして，やはり私がここで一番大事な問題だと考えておりますのは，この案が提案された時代背景，ならびにさまざまな人たちの思惑について，十分に配慮する必要がある，ということであります．と申しますのも，……」

たくさんの説明が続いたにもかかわらず，賛成なのか反対なのかについては，今のところ明確な回答がありません．もしかしたら賛成なのか反対なのか，最後まで教えてくれないような懸念すら抱きながら，回答を聞く情景が浮かび上がります．自分自身が質問者に対してこうした懸念を抱かせないように，できる限り結論を先に述べるスタイルで回答を組み立てる必要があります．

質問内容によっては，結論的な回答ができないこともあります．質問に対して回答するための知識がない場合や，非常に難しい問題で，白黒どちらかをはっきり言うことができない場合です．こうした場合，少なくとも筆者は，「この問題について明確に答えることができません」とか，「とても難しい問題で，どちらかが正しいといった明確な回答をすることができません」ということを，回答の最初に，結論的に述べるようにしています．そのうえで，現状で知る限りの関連情報を述べることで，質問者のニーズに少しでも答えるように努力します．

> <明確に回答できない場合の回答例>
> 質問者：「○○についてどう考えますか？」
> 回答者（自分）：「残念ながら，明確に答えることができません．　　←結論
> といいますのも，……．　　←回答できない理由の明示
> そのうえで，○○について関連する問題について述べておきますと，……」　　←（時間が許す場合）関連情報を述べることで質問者に有益となりうる情報を提供

　最も避けるべきことは，長々と説明をしていながら，結局のところそれが何の説明だったのか理解されない，という状況です．回答の冒頭に結論を述べる努力を続けていれば，そうした状況を回避しやすくなります．質疑応答の時間が極端に限られている時は，答えられない質問には答えられないとだけ回答し，限られた時間をきちんと回答可能な別の質疑に使うことも誠実な対応であると，筆者は考えています．

話し言葉と書き言葉

　話し言葉と書き言葉は微妙に異なります．このため，論文として発表した洗練された文書を，丸暗記してそのままスピーチとして話すのがベストとは限りません．書き言葉の文書を丸暗記したようなスピーチには，概して「一文が長すぎる」とか，「無駄がなさすぎる（普通に会話をしていれば当然入るはずの"間"が入らなくなる）」といった問題があります．筆者はこの事実を，放送大学のラジオ教材作りで思い知らされました．以下，その教材作りにまつわるエピソードに沿って説明していきます．

　普段筆者は，パワーポイントなどの視覚教材に頼って，大学の授業や学会発表をしています．ラジオ教材を作るという作業は未知の世界でした．ラジオ教材を利用する受講者は，テキスト教材を手元に置きながらラジオ教材を聞きます．単に筆者がテキスト教材をそのまま読んでしまったら，受講者がわざわざラジオ教材を聞く必要がなくなります．とはいえ，テキスト教材に

第5章　プレゼンテーション―パラグラフの概念を生かす

書いていないことを話しすぎると，受講者は何の話をしているのかフォローしにくくなります．試行錯誤でラジオ教材の読み原稿を作ってみるものの，録音してセルフチェックしてみると，説明がとても回りくどい印象になります．

そんな中，放送大学で初めて教材作りをする教員向けに実施された，元NHKのアナウンサー，杉山英昭氏の講演が参考になりました．その講演で得た知識が，「話し言葉は一文を短くする」こと，そして「"間"を大事にする」ことでした．

話し言葉の長さ

杉山氏によれば，話し言葉として適当な長さは5秒以内とのことです．杉山氏は，「3行5秒」という若きアナウンサー時代の教えを紹介されました．昔は，ニュースで読む原稿はアナウンサーの手書きでした．その際，B5用紙に手書きで大きめに書くと，1ページにつき3行ぐらいの原稿となり，それを読む時間が5秒程度となります．この長さが，話すメッセージとして最も伝わりやすいとのことでした．こうした知識に着目しながらニュース番組を見てみると，確かに，短い時間で話せる文を積み上げてニュースにしていることに気づきます．

すべての文を5秒以内で話せる長さにするというのは，決して簡単ではありません．本書の1行の長さが，「3行5秒」の長さに相当します．例えば，1つ前の段落の1文目にある，「杉山氏によれば，話し言葉として適当な長さは5秒以内とのことです」をゆっくり読むと，5秒程度になります．本書には，2行以上の長さの文が多くあります．よって，これらの文をそのままスピーチの原稿として読んでしまうのは，長すぎるということになります．

1文を5秒以内で話そうとすると，守らなくてはいけないルールが発生します．複数の文をつなげて話さないというルールです．「僕はこの考えが新しいと思っていて，これまでは……」「さまざまな考え方があると思いますし，まずはそれら一つ一つの……」「この問題はとても重要なのですが……」といったように，話し言葉では，複数の文をつなげて話すことがあります．し

第3節　スピーチで伝える

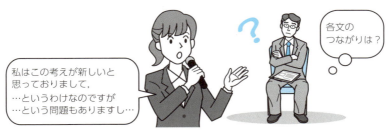

図 5-17　文がつながっているために論理性がわからない

かしどんなに1文を短くしても，複数の文をこのような形でつなげてしまえば，結局長くなってしまいます．よって，1文を5秒以内で話すことを目指せば，複数の文をつなげて話さないように努力することになります．

　複数の文をつなげて話すと，文と文のつながり方（論理性）がわかりにくく，聞き手が内容をフォローしづらいことがあります（図 5-17）．例えば「僕はこの考えが新しいと思っていて，……」の「いて」は，いろいろな意味に解釈できます．「僕はこの考えが新しいと思っている．というのも，○○という革新的な点があるからだ」のように，新しいと思った根拠を述べるための接続の言葉と捉えることができます．また「僕はこの考えが新しいと思っている．したがって，この考えを推進すべきだ」というように，2つの文は順接的な関係にあり，1文目が理由・根拠であるとも捉えられます．このように，複数の文をつなげてしまうことが，メッセージを多義的にし，ストレートに伝わらない原因となることがあります．1文を5秒以内で話すことを目指せば，結果的に1文ずつ切って話すようになります．これにより，相手に伝わりやすいメッセージとなります．

"間"を挟む

　杉山氏のもう1つの助言が，スピーチにあたり，完璧な台本（そのまま一字一句読めばよい原稿）を用意せず，箇条書き程度のメモを作ったほうがよいという助言でした．論文のような書き言葉で作られた台本をそのまま読ん

第5章 プレゼンテーション—パラグラフの概念を生かす

でしまうと，普通の会話であれば当然はさまれるはずの呼吸（いわゆる間）が無視されるため，聞き手はついていけません．杉山氏は，スピーチでは"話す呼吸"で読むとか，"間"を挟むべしと主張しました．

間を挟むための具体的な方法として，杉山氏は会話にある"無駄"を有効利用せよと説明しました．下の2つの文を見比べてください．

> (1) この雨は，明後日まで続く．
> (2) この雨は，明日，明後日と続く．

書き言葉であれば，(1) が選択されます．「明後日まで続く」の中には，「明日も続く」ことが含まれるため，(2) は冗長な表現となるからです．しかし，話し言葉の場合には (2) を選択したほうが伝わりやすいと，杉山氏は説明します．(2) のように表現することで，「雨は明日も降り，そして明後日も降る」と，時系列的に雨が降る情景を思い浮かべることができるというのが，第1の理由です．もう1つの理由は，「明日，明後日」と名詞が続くことで，呼吸をする間が1つできることです．この呼吸の間に，聴衆は，雨が明日も降ることをいったん情景として思い浮かべる余裕ができます．杉山氏は次のように説明されていました．

> 『言葉の繰り返しや引用などの，一見無駄ともいえる部分は，よく伝わるためのツールになり，表現力を増しています．自分の言葉で話そうとしている時には，この無駄を作っているはずです．』

完璧な台本（書き言葉で作られた台本）を完璧に読もうとすると，言い間違えがないようにすらすら読もうとします．その結果，会話ならば自然に入るはずの，呼吸のための間が挟まれなくなります．杉山氏が，箇条書きのような原稿でラジオ教材制作にのぞむよう助言されたのには，適度な間を挟んだスピーチにするためという意図がありました（次ページコラム）．

第3節　スピーチで伝える

> **コラム**
>
> **言いよどみのなさすぎるスピーチ**
>
> 　15年以上前の話になりますが，筆者は博士号を取得して間もない頃，当時の上司から，「君のプレゼンテーションは言いよどみがなさすぎる」という指摘をいただいたことがあります．当時は「一生懸命努力して，言い間違えずにすらすら説明できるようになって何が悪い」としか思えず，指摘の本質がまったく理解できていませんでした．今ならば，当時の上司が何を指摘したかったのか理解できます．「暗記した内容を得意げにすらすらと話していても，聴衆にそのメッセージが伝わるとは言えないよ」ということが，指摘の主旨だったのです．言うべきことを完璧に覚えて話すよりも，その場で整理して話すほうが，適度な沈黙ができ，聞きやすくなると助言されたのだと解釈できます．

実例：スピーチのための台本作り

　前述の杉山氏は，完璧な台本を用意せず，箇条書き程度のメモを作ったほうがよいと助言されました．そのほうが，聞きやすい"間"を生み出しやすくなるからです．とはいえ，初めての発表や大舞台の発表では，台本がないと不安になるというのが，多くの発表者の本音ではないかと思います．筆者自身も，どちらかといえば台本作りを重視する傾向にあります．学会発表のように発表時間がきわめて短い発表や，自分にとって重要な意味をもつ発表，ならびに英語での発表の場合には，一度簡単な台本を作るようにしています．ただし本番に向けては，文章（箇条書き）として作った台本を，メモ書きに落とし込む作業を行います．そして最終的には，メモ書きすら必要なくなるまで発表練習をします．ここでは，口頭発表を円滑に行うための台本作りの作業について，筆者の実践例を紹介します．

　図 5-18 は，先に紹介したスライド（**図 5-4c**）について，台本作りをする場合のプロセスを示したものです．台本は準備の進行に応じて3段階に変化していきます．第1段階が箇条書きレベルの台本，第2段階がキーワードレベルの台本，そして第3段階が，スライド縮小版の印刷資料にキーワード

第5章 プレゼンテーション―パラグラフの概念を生かす

<説明したいスライド>　　　　　　<台本作り>

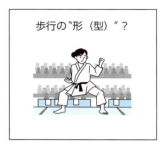

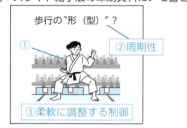

図5-18　スピーチのための台本作り

をメモ書きする段階です．

　まずは第1段階として，箇条書きレベルの台本を作ります．第1段階の台本によって，2つのことを確認します．発言内容とスピーチの論理性です．特に下準備をせず，その場の雰囲気に合わせて発言をすると，不用意な発言をしてしまうことがあります．不適切な発言で聴衆の気分を害することがないように，事前の台本作りの段階で発言内容の適切さをチェックしていきま

す．また，スピーチの論理性のチェックも重要です．自分では違和感なくすらすらと説明していても，後でその内容をビデオ映像やボイスレコーダーで確認したら支離滅裂であった，という場合があります．箇条書きレベルで台本化しておくと，適切な順番で話しているかを比較的容易に確認できます．

　この第1段階の台本作りにおいては，発表の情景をイメージすることを心がけます．何度も同じ話題について発表する場合，台本がなくても話はできます．しかし，同じ話題でも聴衆が異なれば，導入部分で話す内容を微調整するなど，調整の余地があります．台本作りの際に，聴衆を前に話をする情景をイメージし，内容を微調整すべきか判断しましょう．

　第2段階では，箇条書きの説明をキーワードに変換していきます．すなわち，キーワードを見るだけで，箇条書きの内容を台本なしに説明できるようにします．第1段階の台本を使って忠実に説明しようとすると，どうしても"台本を読む"スピーチになってしまいます．視線も自然と台本に落ちてしまうため，質の高いプレゼンができません．そこで，説明をキーワードに落とし込み，台本を見ずに話すスタイルを目指していきます．

　さらに第3段階として，スライド縮小版の印刷資料を用いて，キーワードを書き足していく作業を行います．こうすることで，スライドの視覚イメージとキーワードを結びつけます．この結びつけの作業がうまくいくと，いちいち台本を見なくとも，スライドを見るだけで，何をどの順番で話すか，思い出しやすくなります．

　スライドを見ているだけでは，台本の内容を思い出せるか不安な時もあります．その場合には，スライド自体を修正するのも手です．台本のセリフを，スライドに書き込む修正をするのです．図 5-19 はその一例です．図 5-18 に示された台本のうち，箇条書きレベルの台本の最後にある「形（型）を覚える制御ではなく，柔軟に調整する制御をしている」という説明は，スライドに一切の記載がありません．このため，万が一セリフを忘れてしまうと思い出すのはとても困難になります．そこで，そのセリフをあらかじめスライドに書き込む修正をしました．こうしておけば忘れる心配がなくなるため，安心して発表しやすくなります．

第5章 プレゼンテーション―パラグラフの概念を生かす

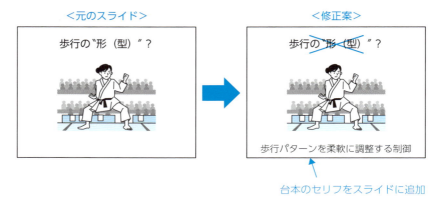

図5-19　台本を読まずに説明するためのスライド修正案

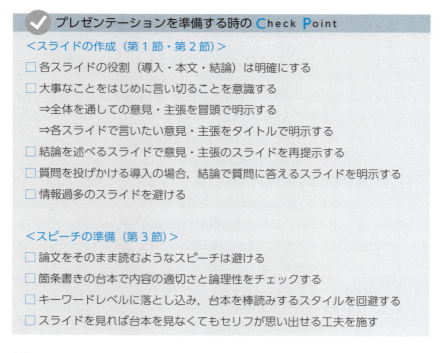

第3節　スピーチで伝える

理解を深めるための参考文献

1) 田中佐代子：PowerPoint による理系学生・研究者のためのビジュアルデザイン入門．講談社，2013
    本書で解説対象外であったプレゼンテーションの視覚的デザインに関する，初学者向きの解説本です．パワーポイント上での配色や図の編集方法がわかりやすく解説されています．
2) 宮野公樹：学生・研究者のための使える！PowerPoint スライドデザイン．化学同人，2009
    同じく，プレゼンテーションの視覚的デザインに関する解説本です．具体的なスライドの修正前・修正後の事例をふんだんに掲載していることから，自分のスライドを修正する際のヒントを多く見つけることができます．
3) 渡辺克之：テンプレートで時間短縮！パワポ＆ワードで簡単企画書デザイン 2013-2007 対応．ソーテック社，2013
    企画書作成が目的の本ですが，たった1枚の企画書で必要な情報を網羅し，かつ重要なポイントを浮き立たせるという点において，本書のコンセプトに近く，情報の視覚化に役立つ情報が多くあります．

文 献

1) Lu TW, et al.：Comparisons of the lower limb kinematics between young and older adults when crossing obstacles of different heights. *Gait Posture*. **23**：471-479, 2006
2) Hackney AL, et al.：Older adults are guided by their dynamic perceptions during aperture crossing. *Gait Posture*. **37**：93-97, 2013
3) 奥田弘美：かがやくナースのためのPERFECTコーチングスキル．学研メディカル秀潤社，2006，pp43-44

第 6 章　論文で伝える―データの発表

第6章 論文で伝える—データの発表

第1節
データ発表型論文のポイント

データ発表型論文と総説型論文

　本章では，自ら測定したデータに基づいて論文を書く際のポイントを，筆者の研究室の実践例に基づき説明します．本書では便宜的に，こうした論文をデータ発表型論文と呼び，それ以外の学術論文と区別します（**表6-1**）．データ発表型論文では，目的・方法・結果・考察というスタイルをとることが原則として決まっています．学会抄録や，研究計画に対する審査のための文書（学位論文執筆に向けた計画書や，助成金の申請書）も，データ発表型のスタイルが多くとられます．

　もう1つの代表的な学術論文のスタイルが，総説型論文です．総説型論文

表6-1　データ発表型論文と総説型論文

＜データ発表型論文＞
　特徴
　　・自らが測定したデータに基づき意見・主張を述べる
　スタイル
　　・目的・方法・結果・考察に沿って書く

＜総説型論文＞
　特徴
　　・自分の意見・主張を解説的，俯瞰的に述べる
　　・他者が測定したデータも根拠として使用可能
　スタイル
　　・比較的自由（掲載誌の書式に準じる）

は，自分の意見・主張を解説的・俯瞰的に述べる論文です．専門誌に特集として掲載される論文などが該当します．数多くの情報を統合的に捉えたうえで，それらの情報に基づき自分が何を考えるのかを主張します．総説型論文では，解説の対象である問題を俯瞰的に捉えたうえでの示唆が求められます．このため，自らの研究データだけでなく，他者の研究データなど，さまざまな情報を根拠として使用する場合があります．総説型論文は，掲載誌の書式に準じてさえいれば，比較的自由なスタイルで書くことができます．

両者には共通点もあります．データ発表型であれ総説型であれ，論文の冒頭で大事なことを宣言するというスタイルは変わりません．データ発表型論文の場合，タイトルと要約において論文の重要ポイントを明示します．総説型論文においても，専門誌の多くは要約を求めます．要約を含まない論文では，序論（"はじめに"，"緒言"）で重要ポイントを明示します．このほか，先行研究などの文献の引用が不可欠なことも，学術論文として両者に共通しています．文献の引用は多ければいいというわけではありません．必要とされる情報に絞って引用しないと，かえって読みにくい論文となります．このように，両者には共通点が多いため，本章がデータ発表型論文に対する解説とはいえ，総説型論文を書く際にも参考になる情報が多くあります．

3つのポイント

第1章でも述べたように，目的・方法・結果・考察のスタイルに沿って書けば誰にでも理解される論文になるかというと，そうではありません．「何をしたのか」「どんなデータが得られたか」という事実は淡々と説明できても，その事実に基づく意見・主張を発信できないケースが，意外にも多くあります．意見・主張をしっかりと言葉に残すために，筆者は3つのポイントを意識しています．「なぜ研究するのか」「誰に読んでもらうのか」，そして「予想した結果が得られたか」です（図6-1）．以下，それぞれのポイントについて解説していきます．

本章では，説明のための事例として「バーチャルリアリティ（VR）技術を使用した高齢者の歩行支援システムの開発」という仮想研究事例を用います

第6章 論文で伝える—データの発表

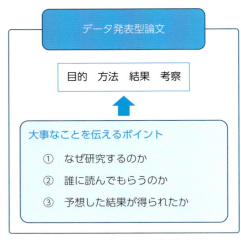

図6-1 データ発表型論文

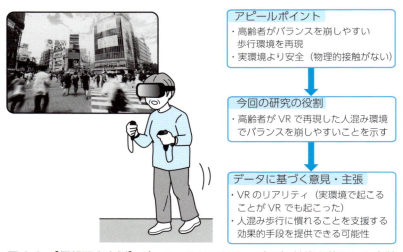

図6-2 【仮想研究事例】バーチャルリアリティ（VR）技術を使用した高齢者の歩行支援システムの開発

(図 6-2)．研究の概要は以下の青枠のとおりです．概要内の「独立変数」「従属変数」「帰無仮説」の理解が不安な方は，改めて第 4 章（p99〜）をご覧ください．なお本章では，第 4 章でクローズアップした，「実験法に基づく因果関係の推定を行った研究」についての論文を想定して説明をしていきます．因果関係に関する自分の仮説が正しいかどうかを，独立変数の操作とそれに対する従属変数の変化という観点で検証します．例示する VR 研究の事例も，因果関係を推定するための研究デザインを想定しています．

【仮想研究】バーチャルリアリティ（VR）技術を使用した高齢者の歩行支援システムの開発

＜研究の最終目標＞
バーチャルリアリティ（VR）技術を使用して高齢者の歩行支援システムを開発する！

＜研究の目的・アピールポイント＞
高齢者がバランスを崩しやすい歩行環境として，人混み環境（視環境が複雑に変化）を VR で再現した．VR は安全性を保障できる（他者との物理的接触がない）という利点がある．VR で再現した人混み環境において，高齢者の歩行中のバランスが崩れることを示したい．

＜研究の概要＞
対象者：65 歳以上の高齢者．視覚障害がなく，認知症の疑いのない者を対象．
独立変数：人混み密度（人混みなし，低密度，高密度）
従属変数：歩幅の変動性（標準偏差），重心位置の左右（前額面）方向動揺量
仮説（作業仮説）：人混みの密度が高いほど，歩幅の変動性と重心の左右方向動揺量が大きくなる．
帰無仮説：人混みの密度を操作しても，歩幅の変動性と重心の左右方向動揺量に違いはない．
結果：データに基づき検定統計量を算出した結果，重心の左右方向動揺量についてのみ，帰無仮説を棄却した．

第6章 論文で伝える—データの発表

ポイント1：なぜ研究するのか

　第1のポイントは，「なぜ研究するのか」を明記することです．このポイントは，関連する数多くの書物においても，その重要性が強調されています．例えば佐藤[1]は次のように述べています．

　『論文には事実やデータという材料が必要である．しかし，この材料を羅列しただけでは，論文にならない．（略）論文に使われるあらゆるデータや資料は，それ自体を提示することに意味があるのではない．「なぜこのデータが必要であったか」，「このデータによってどのような意味ある事実が証明できたか」という「問い」に対する「答え」を与える材料であると，誰もが納得いく方法で提示できた時，データや資料は生きてくる』．

　佐藤にせよ筆者にせよ，事実やデータを軽んじているのではありません．科学論文において事実やデータなしに意見・主張を述べることは原則としてできませんので，不可欠な要素です．言いたいことは「事実やデータを淡々と述べても，意見や主張が自明なわけではないので，きちんと解説する義務がありますよ」ということです．長年日本人研究者の医学英語教育に携わったケネディ[2]は，こうした主張を絶妙な言葉で表現した数学者Poincaré[3]の言葉を次のように紹介しています．何を研究するのか（事実）に加えて，なぜ研究するのかの解説が重要であることが実感できる表現です．

　『家が石で作られているように，科学は事実で成り立っているが，石の山が家でないのと同様，単に事実が積み上げられただけでは科学とは言えない』

　仮想研究の場合，「VRで人混みの中での歩行を再現した」ことや，「人混みの密度が高いほど高齢者の歩行中のバランスが崩れるかを検証した」ことが，事実の情報です．これに対してなぜ研究するのかについては，まず「高齢者がバランスを崩しやすい歩行環境を，安全な環境の中で再現するメリットがあること」が挙げられます．さらに，「実環境でみられる高齢者の問題が，VRでも同様にみられることを立証できれば，システムの妥当性をアピールできる．また将来的には，このシステムを人混み歩行に慣れるための支援手段として提供できる可能性を示唆する」こともあります．こうした情報を解説することで，研究の意義をアピールします．

ポイント2：誰に読んでもらうのか

　第2のポイントは，誰に読んでもらうのかを念頭に置くことです．まったく同じデータでも，読み手によって面白いと感じる情報が異なります．読み手の専門性によって，着眼点が異なるからです．仮想事例であるVR研究を見た時，リハビリテーションの専門家ならば，「歩行の何を支援するのか」「なぜ実環境ではなく，わざわざVRを使用する必要があるのか」「リハビリテーション対象者が取り組みやすいシステムなのか」「安全性に問題はないか」といったことが論点になるでしょう．これに対してVRの専門家ならば，「VRを用いたシステムにリハビリテーションの領域でどのようなニーズがあるのか」「既存のVRシステムと比べて技術的にどのような利点をもつのか」といったことが論点になります（図6-3）．

　さらに，読み手の専門性によって取り扱う情報の割合も異なります．リハビリテーションの専門家に対しては，リハビリテーションにおける歩行機能改善の問題が多くを占めます．これに対してVRの専門家に対しては，VRシステムの詳細について言及する必要があるため，VRに関する情報量の割合

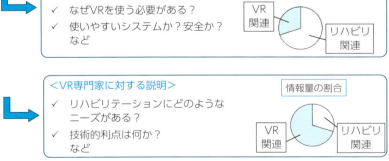

図6-3　読み手によって伝えるメッセージは異なる

が多くなります．このように読み手を強く意識し，書く内容を調整する必要があります．

ポイント3：予想した結果が得られたか

　第3のポイントは，予想した結果が得られたかを明示することです．まずは目的のセクションにおいて，自分の意見・主張が正しければ実験によってどんな結果が得られるかを，予想（仮説）として示します．そのうえで，この仮説に合う結果が得られたのかを，考察ではっきりと書きます．このスタイルが，読み手にとって最も読みやすいスタイルです．どんな結果が得られれば，書き手の意見・主張が正しいと主張できることになるのかを，事前に理解しながら読み進められるからです．VR研究においては，仮説は「人混みの密度が高いほど，歩幅の変動性と重心の左右方向動揺量が大きくなる」ことです．

　書き手が「目的を読めば仮説はわざわざ書かなくても自明」と思っていても，読み手のすべてが自明と思うとは限りません．例えば，おおもとの考え（理論仮説）が，「高齢者の転倒危険性がデュアルタスク状況下で高くなる原因は，○○にある」である場合，この研究で検証する仮説（作業仮説）はどうなるでしょうか．こうしたことを読み手に考えてもらうのではなく，書き手自身が示します．この例の場合，「もし原因が○○にあるなら，△△条件では○○の影響は消失するため，デュアルタスク状況下の転倒危険性が減衰するはずだ」といった仮説が考えられます．この仮説が明示されれば，読み手はすぐに，通常条件と△△条件での結果の違いがポイントなのだということがわかり，読む負担が減ります．

大事な情報を言葉にしておく

　論文を書く前に，上記の3つのポイントに沿って大事な情報を言葉にしておくと役に立ちます．いきなり論文調の文書にしようとすると，手が止まってしまうことがあります．そこで最初の段階では，大事な情報を箇条書き

表 6-2　論文に書くべき大事な情報：まずは箇条書きで言葉にする

＜ポイント 1：なぜ研究するのか＞
1．この研究の目的は？（事実）
2．なぜこの研究が必要なのか？
　　（目的を達成することで研究領域にどのような貢献ができる？）
3．研究の目的をどのような実験によって達成しようとしている？（事実）
4．この研究の新しい点，オリジナリティはどこにある？
　　⇒何がわかっていて，何がわかっていない？
5．この研究の仮説は？（どのような結果を予想する？）

＜ポイント 2：誰に読んでもらうのか＞
1．読者対象は？
2．読者に関心をもってもらうために重視して記載すべき情報は？

＜ポイント 3：予想した結果が得られたか＞
1．実験の結果，結局何がわかった？（事実）
2．実験結果は仮説に合致した？（何が仮説通りで，何が仮説に反した？）
　　⇒仮説に一致した結果から示唆できることは何？
　　⇒仮説に反した結果から示唆できることは何？
3．結果をどのように解釈する？
4．この実験結果により，当初の目的の何がどこまで達成された？

ベースで言葉にしておくことを推奨します．**表 6-2** は，実際に筆者が大学院教育において，論文や学会抄録を書く際に提出を求めているシートです（本章の構成に合わせて一部加筆しました）．表のすべてに完璧に回答する，といった考えをもつ必要はありません．研究内容やデータによって合致しない項目は無視して結構です．重要なことは，論文でアピールしたいポイントを事前に言葉にしておくことです．論文を執筆する際に，大事な情報が文書に反映されているかのチェック表として使えます．

　仮想事例である VR 研究について，表を埋めてみます（**表 6-3**）．誰かに見せるための表ではなく，自分のための表です．細かい表現などはいったん気にせずに，まずは書いてみることが大事です．工夫の 1 つとして，いずれのポイントにおいても最初の項目では事実の情報を書いてもらいます．事実の情報は書きやすい情報のため，まずはそれを言葉にしてもらうことで，言葉にする抵抗感を下げる狙いがあります．（p176 コラム）．

第 6 章　論文で伝える—データの発表

表 6-3　表 6-2 の記載例（仮想研究）

＜ポイント 1：なぜ研究するのか＞

1. この研究の目標・目的は？（事実）
   - （目標）バーチャルリアリティ（VR）技術を使用した歩行支援システムの開発
   - （今回の研究目的）VR で再現した人混みの存在により，高齢者の歩行のバランスが悪くなる（変動性が高くなる）ことを実証したい　　　　　　　　　　　　　　　※研究が目指しているもの（目標）と，報告する研究で達成できること（今回の研究目的）を分けておくと，説明の際に混同しない

2. なぜこの研究が必要なのか？
   （目的を達成することで研究領域にどのような貢献ができる？）
   - 人混みは視環境が劇的に変化するため，視覚依存性が高い高齢者ほどバランスを崩しやすい
   - リハビリテーションの一環として人混みの中で歩行させることは困難．VR を使って，安全に，簡便に人混み環境を再現できる　　　　　　　　　　　　　　　※いったんは思いつく限り書き，最終的に論文で説明する順序に整理しておくと，論文執筆の際に便利

3. 研究の目的をどのような実験によって達成しようとしている？（事実）
   - 高齢者，ヘッドマウントディスプレイ（HMD）を着用して 10 m 先まで歩行
   - 人混みの密度を操作して，歩行への影響を検討

4. この研究の新しい点，オリジナリティはどこにある？
   ⇒何がわかっていて，何がわかっていない？
   - VR 自体の導入は多く存在⇒妥当性として利用
   - 人混みの中での歩行を経験させるシステムはない　　　　　　　　　　　　　　　※新しい点（わかっていないこと）に加え，既知の点（わかっていること）についても並行して整理しておくと，何が新しい点なのかの説明に役立つ

5. この研究の仮説は？（どのような結果を予想する？）
   - 人混み密度が高いほど，歩幅の変動性，および重心の左右動揺量が大きくなる

＜ポイント 2：誰に読んでもらうのか＞

1. 読者対象は？
   - リハビリテーションの専門家
2. 読者に関心をもってもらうために重視して記載すべき情報は？
   - 転倒との関連性，人混み環境を再現することの必要性
   - VR システムの安全性，簡便性
   - VR システムの想定されるリスクとその対処（VR 酔い，転倒させないための対策）　　　　　　　　　　　　　　　※方法や結果についても，説明の際に強調するポイントを把握しておく

表 6-3 （つづき）

<ポイント 3：予想した結果が得られたか>
1．実験の結果，結局何がわかった？（事実）
　・歩幅の変動性：変化なし
　・重心の左右動揺量：人混み密度に応じて大きくなった
　・（参考：安全性）バランスを崩す事例なし，VR 酔いを感じず

　　　　　　　　　　　　　　　主要な結果をもれなく書く．特に従属変数が多い場合，変数間の関係を把握できるよう，重要な結果をすべて書いておく

2．実験結果は仮説に合致した？（何が仮説通りで，何が仮説に反した？）
　<仮説通り>
　・重心動揺は人混み密度に応じて大きくなった
　<仮説に反する>
　・歩幅は変動しなかった

　　　　　　　　　　　　　　　仮説に一部合致する場合には"△印"をつけるなど，自分なりに工夫して結果の解釈をまとめる

3．結果をどのように解釈する？
　・重心動揺：視覚的外乱に対する極端な姿勢応答を反映
　・歩幅：人混み環境でも歩行の周期性が乱れるわけではない

4．この実験結果により，当初の目的の何がどこまで達成された？
　・実環境で起こることが，（少なくとも一部は）VR でも起こった
　・人混み環境を安全かつ簡便に再現できるシステムである
　　⇒ただし，内省により VR に抵抗感がある人がいることも明記
　・（限界）得られた結果は必ずしも人混み特有とは言えない

　　　　　　　　　　　　　　　最初に掲げた目的の文面を読み返し，目的と対応させる．アピールポイントに加えて，今後の課題についてもまとめておく

第6章 論文で伝える―データの発表

コラム

書くために読む

　自分のデータに基づいて論文を書く前に，これまで読み慣れてきた論文がどのような構成になっているか，確認しておくと論文執筆を助けてくれます．「書くために読む」作業です．通常，先行研究として論文を読む場合には，論文に書かれている情報に着目しています．これに対して書くために読む作業では，論文の構成に着目します．

　まずは論文をいくつかピックアップします．自分が読み慣れている論文であるほど，書くために読む作業によって得られる情報が，新鮮に感じられるはずです．次に，表6-2にしたがって大事な情報を箇条書きしてみます．読みやすいと感じていた論文ほど，大事な情報がクリアーに書かれているはずです．ここでは表を埋めることが目的ではありません．大事な情報がどこに配置されているか，どのような言葉を用いて大事な情報を表現しているかを分析することが目的です．自分の論文に役立ちそうなことがあれば，それをメモしておき，論文執筆に生かします．

　タイトルのつけ方についても分析してみましょう．著者が何をアピールするためにそのタイトルにしたかを想像し，メモします．自分なら違うタイトルをつけると感じたら，それもメモしておきます．こうした分析作業のすべてが，自分自身の論文を管理するのに役立ちます．要約では，どんな情報がチョイスされているでしょうか．もし論文の末部に結論（conclusion）のセクションがあれば，比較して読んでみましょう．洗練された論文であるほど，両者は同じ情報を提示しているにもかかわらず，巧みに表現を微調整して説明しているはずです．まったく同じ説明を繰り返すだけでは，情報的価値がないからです．また結論の段階では，考察で示した展望的な話題（将来どんな研究をすべきか）といったメッセージが含まれることもあります．こうした情報についても注意を払い，論文執筆に生かします．

　最後に，目的・方法・結果・考察のそれぞれについて，パラグラフの構成を確認しましょう．各セクションが何パラグラフで構成されているか，そしてセクション内のパラグラフがどのような役割をはたしているかについて分析します．各パラグラフに簡単な見出しをつけておくと，分析が効率的になります．こうした分析を複数の論文に対して行うと，論文間の共通性や違いが見えてきます．共通性については，自身の研究領域における潜在的な作法と捉え，それを踏襲できるよう試みます．違いについては，どの論文のスタイルが，今回の自分のデータを説明するのに最適かといった検討をしてみましょう．

第2節
タイトル・要約

タイトルと要約

　タイトルと要約は，論文の第一印象を決めます．読み手がたくさんの論文の中から読んでみたいと思う論文を探すのに，最初に利用する情報です．タイトルを見て興味をそそられたら，次に要約をチェックして，論文全体を読むべきかどうかの判断をします．このように，タイトルと要約は，多くの人に読んでもらえるかどうかの重要なポイントです．

　タイトルと要約はとても大事なため，最後の最後まで修正の必要性がないかチェックします．筆者は，タイトルと要約は2度執筆するイメージで取り組みます．全体を書く前の執筆と，書き終えた後の執筆チェックです（図6-4）．目的などの本文を書き始める前に，タイトルと要約の内容をある程度決めておくと，論文全体を書く道しるべになります．共著者がいる場合や，大学院生の論文執筆においては，共著者や指導者と常時内容を確認することが大事ですが，まずこの段階で論文を書く方向性が正しいか，コンセンサスをとっておきましょう．

　どうせ最後に書き直すからといって，最初の段階のチェックを怠ると，論文のストーリーがうまく収束しないことがあります．特に初めて論文を書く大学院生の場合，目的に壮大なスケールの背景を書きがちです．"壮大なスケール"とは，自分の研究に直接関係しない情報を長々と書き連ねることを指します．VR研究の場合，大きな目標は転倒予防です．よって，転倒予防の重要性を目的でアピールすることもできます．しかし，転倒予防に関する研究は無数にあります．そうした研究を目的のセクションで網羅的に紹介されること（＝壮大なスケールの背景）を，読者は期待していません．壮大なスケールでイントロを書いてしまうと，情報が多すぎていつまでたっても

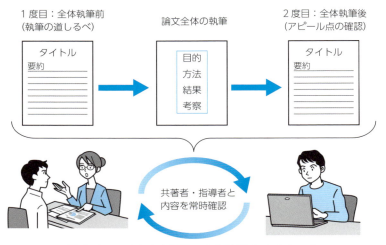

図6-4 タイトルと要約：2度執筆するイメージ

VRを使った本研究の位置づけを示せなくなり，ストーリーが収束していきません．よって，タイトルと要約をいったん書いてしまい，その方向性に沿って本文を書いていきます．

ただし，論文執筆に慣れないうちは，最初に要約を書こうとすると手が止まってしまうこともあります．要約には字数制限があることから，簡潔にまとめなくてはいけないという意識が強く働きすぎるのではないかと，経験的には思います．そうした場合には要約から書くのをやめて，方法と結果から書くようにしましょう．これらは基本的に事実（研究した内容）をまとめるセクションですので，比較的手が止まらずに書くことができます．方法と結果をまとめ終えた後，全体を概観し，このデータを通して何が言いたいか，何が言えるかを整理します．その後に再度要約にチャレンジしてみると，最初のチャレンジに比べて論点がクリアーになり，書きやすくなります．

タイトルの事例

タイトルでは，2つの情報が提示できればパーフェクトです．何を明らか

にするための研究か（目的），そして具体的にどんな研究をしたのか（方法）です[2]．ただし，2つの情報を完璧に明示しようとして，タイトルが長くなりすぎないよう留意する必要があります．あまりに長いタイトルは，読み手にとって親切とは言えないからです．「△△（対象者）に対する★★および☆☆条件下の○○が短期的及び長期的××に及ぼす影響」のように情報を詰め込みすぎると，修飾関係がわかりづらくなります．タイトルで目的と方法の2つを明示するというのは，そのすべての詳細を書くという意味ではありません．データ発表型論文は，その研究にある程度精通している専門家に向けて書きますので，その領域でメジャーな知識については，専門用語を1語書くだけで目的と方法を暗に提示できることもあります．何を明示して何を暗示させるかという感覚を，先行研究のタイトルのつけ方を参考に磨いていく必要があります．

　歩行に関する論文でどのようなタイトルがつけられているのか，実例を見ていきましょう．簡潔さを極めたタイトルもあれば，対象（人間，患者，高齢者など），測定内容（動作解析，神経生理学的指標など），あるいは明らかになった現象を効果的にアピールしているタイトルもあります．いずれのタイトルも，冒頭に重要なキーワードがくるように工夫されています．タイトルの中でも"大事なことを先に伝える"わけです．英語論文のタイトルを引用したのは，タイトル冒頭に重要キーワードを配置している好例を豊富に見つけられるためです．

1. Turning strategies during human walking（Hase K, et al., 1999）[4]
   簡潔なタイトルにもかかわらず，「目的（方向転換方略の解明）」「対象（人間）」「測定内容（歩行中の方向転換）」の情報を明示できています．
2. Obstacle avoidance during human walking : H-reflex modulation during motor learning（Hess F, et al., 2003）[5]
   主題に目的を書き（障害物回避歩行），副題に方法（H反射の測定）を書くスタイルです．多くの研究に適用しやすいスタイルであり，歩行研究でも多く存在します．ただし，副題の乱用について否定的な考え方もあるため[2]，主題のみで両者を表現できないかを併せて検討する必要はあります．

3. "Stops walking when talking" does not predict falls in Parkinson's disease (Bloem BR, et al., 2000)[6]
   読み手の知識をうまく利用したタイトルです．"Stops walking when talking（SWWT）"は，話をしながら歩くことができずに立ち止まる現象であり，高齢者の転倒危険性を予測しうる現象としてよく知られています[7]．この知識をもつ読者を対象とした専門誌ならば，『パーキンソン病患者ではSWWTは転倒を予測しない』というタイトルだけで，目的と方法の両方を鮮明に伝えることができます．

4. Turning-based treadmill training improves turning performance and gait symmetry after stroke（Chen IH, et al., 2014）[8]
   トレッドミル歩行は通常，方向転換の要素をもちません．"方向転換の要素をもつトレッドミル（Turning-based treadmill）"という冒頭のキーワードだけで，この研究がユニークな技術の導入に成功していることをアピールできます．

5. Motor imagery of gait：a quantitative approach（Bakker M, et al., 2007）[9]
   運動イメージは，一般に量的に測定するのが難しい対象です．この研究では量的な記述に成功していることを，副題（a quantitative approach）でアピールしています．

6. Freezing of gait in Parkinson's disease：a perceptual cause for a motor impairment?（Almeida QJ, et al., 2010）[10]
   目的を主題におき（パーキンソン病患者のすくみ足の理解），その原因の可能性としてこの研究が示すこと（知覚性の問題ではないか？）を，副題に示しています．

7. When is vestibular information important during walking?（Bent LR, et al., 2004）[11]
   疑問形のタイトルです（歩行において特に前庭の情報が必要となるのはどの時点か）．実験結果がこの疑問に対して明確に答えていると確信できる場合には利用可能です．

タイトルの見た目は，論文によってさまざまです．しかしいずれのタイト

ルも，その論文で最もアピールしたいことは何かということが，端的に示されています．アピールしたい内容によってさまざまなスタイルを検討して，論文にベストなタイトルを見つけていきましょう．

要約のポイント

要約では，研究で行ったこと（事実）と，それを通して伝えたい意見・主張を簡潔にまとめます．第1章において，意見・主張を伝えるということの実例を示しました（第1章第2節）．この実例が要約の執筆にそのまま役立つため，ここに再掲します．下線部が，意見・主張の説明です．

＜目的（方法）の説明＞

例1
本研究では○○が××に及ぼす影響を検討する（事実）．これにより，高齢者のバランス悪化の問題に△△が関与している可能性について調べる．

例2
高齢者のバランス悪化を説明するモデルに，△△モデルがある．このモデルの妥当性を検証するため，本研究では○○が××に及ぼす影響を検討する．

＜結果（考察）の説明＞

例1
実験の結果，対象者はA条件においてB条件よりも有意に○○であった（事実）．この結果は，確かに△△が，高齢者のバランス悪化へと導きうることを示唆する．

例2
実験の結果，対象者はA条件においてB条件よりも有意に○○であった（事実）．この結果は，△△モデルのうち☆☆という考え方については妥当であることを示唆する．

要約では，この例で示したような形で目的・方法・結果・考察の概要を説明します．極端に言えば，この例のスタイルで情報を並べ，その間をつなぐ

情報として実験方法を字数制限内で記載することで，要約の骨格は完成です．ただしこれはあくまで，骨格ができるという意味です．この形式にあてはめればお手軽に要約ができるという意味ではありません．研究を通して伝えたいことは何か，データに基づき確実に言えることは何かということを，論文の執筆中には随時考えます．下線部のように意見・主張を示す言葉については，この研究の意義を説明する言葉として最善と言えるか，最後まで見極めます．

多くの専門誌では，要約に書くべき情報を細かく規定しています．専門誌内の論文のスタイルを統一する意味だけでなく，論文を審査する人が，同一の基準で論文のクオリティをチェックできる意味もあります．雑誌によって要約に求めるスタイルが大きく異なります．論文執筆にあたっては投稿規定を読み，ルール順守を心がけましょう．

第3節

目　的

目的と考察をセットで考える

　タイトルと要約で大事な情報を言葉にできたら，本文の構成を考えます．本文を書き始める段階で，目的と考察の構成を同時に検討できるのが理想的です．論文の最初（目的）と最後（考察）で意見・主張がずれてしまうことを防ぐためです．第6章第1節で紹介したケネディ[2]は，目的と考察の構成イメージを図6-5のような概略図で示しました．目的は総論から始めて各論に移り，考察は各論から始めて総論に移るという概略図です．

　ケネディの示す総論から各論までの流れを，さらに3部構成にすると考えやすくなります．目的は，「何のための研究か」（総論），「問題の所在」（関連

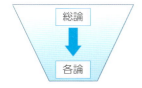

<目的：総論から各論へ>

① 何のための研究か（総論）
② 問題の所在（関連研究のレビュー）
③ 自分の研究の意義（各論）

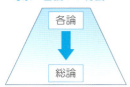

<考察：各論から総論へ>

① 結果の概要（各論）
② 結果の解釈（関連研究との関係）
③ 当該研究領域への示唆（総論）

図 6-5　**目的と考察の流れ**〔文献2）に基づき筆者作成〕

研究のレビュー），「自分の研究の意義」（各論）です．一方，考察は「結果の概要」（各論），「結果の解釈」（関連研究との関係），「当該研究領域への示唆」（総論）です．3部というのは，3パラグラフという意味ではありません．内容や文章量に応じて各部のパラグラフ数は調整します．

遠すぎる総論を書かない

　目的の冒頭に総論的な内容を書く際には，研究内容から遠すぎる内容とならないように気をつけます．読み手は事前に論文のタイトルと要約を読むことで，研究内容に興味をもって論文を読んでいます．転倒予防に関する研究だからといって，転倒予防に関する教科書的な知識を並べたパラグラフは必要ありません．総論といっても，研究内容と結びついた内容の提示を心がけます．仮想事例であるVR研究について，目的の第1パラグラフの例を考えてみます．

> ＜例1：遠すぎる総論の例＞
> 　社会統計によれば，65歳以上の高齢者の○％が，1年のうちに最低1回の転倒を経験しているという．後期高齢者になると，……（略）．これらのデータは，超高齢化社会における転倒予防対策の重要性を示唆している．
>
> ＜例2：研究内容との結びつきを示すことができた総論の例＞
> 　社会統計によれば，65歳以上の高齢者の○％が，1年のうちに最低1回の転倒を経験しているという．高齢者の知覚運動特性を調べた研究によれば，転倒危険性の高い高齢者は，視覚的な外乱に対する姿勢動揺量が大きくなる．……（略）．これらの研究から，視覚的な外乱に対する過度な姿勢応答を抑制することが，転倒予防に有用であることが示唆される．

　2つの例は同一の文で始まりますが，最後の一文で示されるメッセージが異なります．例1が遠すぎる総論の例，例2が研究内容との結びつきを示すことができた例です．VR研究の場合，複雑な視覚的外乱のある状況として

第3節 目 的

人混み環境を再現しました．よって，人混み環境と転倒がどのように結びつくのかを，第1段落から示すことを意識します．2つの例からわかるように，2文目以降でこのパラグラフをどのように展開させるかによって，導かれる結論が異なります．研究内容との結びつきを示すことができるよう，逆算しながら文書を書いていきます．

何がわかっていて，何がわかっていないか

　第2部では，自分の研究がなぜ必要であるかを明確にしていきます．「問題の所在」を明示するセクションです．関連する先行研究を紹介しながら，すでに明らかになっていることと，未だ明らかになっていないことを明確にします．

　すでに何がわかっているかの情報は，読み手にとって重要です．特に，審査者として論文を読む場合には，評価のための重要な判断材料になります．研究の必要性，および書き手の知識を正確にチェックできるからです．もしも論文で取り扱うテーマが研究領域で意味あるテーマであるなら，多くの研究が同じテーマを取り扱っているはずです．つまり，関連研究が多くあることがテーマの意義を示すことになります．

　この点を意外に思う方もいらっしゃるでしょう．論文では，「先行研究がない」ことを研究の必要性としてアピールする印象があるからです．その観点から見れば，関連研究が多くあることのアピールは，自分の研究のオリジナリティをアピールするうえでマイナスと感じるかもしれません．

　関連研究の多さに基づいてアピールすべきなのは，論文で取り扱う"テーマ"の重要性です．研究領域において重要なテーマは，多くの人が研究しています．その点をしっかりアピールしてこそ，その中での自分の論文の価値や新規性がアピールできます．仮想事例であるVR研究については，次のような先行研究が，テーマの重要性を伝えてくれます．

> - 高齢者の転倒が視覚的外乱によってもたらされるという根拠
>   ⇒高齢者は視環境が多様に変化する状況でバランスを崩しやすいということが，専門家の共通認識であることをアピール
> - VRシステムを使った歩行研究/高齢者に対する適用事例
>   ⇒VRを使うことは当該領域で妥当と認められていることをアピール

　また，ここでの先行研究についての説明内容を見れば，書き手の知識が正確かどうかも判断できます．研究テーマに関する重要な知識を踏まえているか，先行研究の捉え方に誤りはないか，書き手の都合に合わせた無理な解釈は含まれていないかなど，さまざまなことを先行研究のレビューからチェックできます．関連研究が多くあることの記述が評価のための重要な判断材料になるのには，こうした理由があります．

　先行研究のレビューを終えたら，そのセクションの最後に何がわかっていないかを記載します．最終的には自分の研究の意義を説明するわけですから，自分の研究と対応した内容を書きます．自分の研究が次のような問題を解決できるのであれば，それを問題の所在としてアピールできます．

> - 先行研究の中で重要性が示されているが，未検討であること
> - 先行研究で見逃されていた重要な問題があること
> - 問題の解決に技術の進歩が必要であったこと

　目的の第3部（自分の研究の意義）では，第2部で取り上げた「問題」を，自分の研究が克服できることをアピールします．研究の特徴を簡潔に示しながら，どのように問題解決に導くのかを解説します．第1節でも説明したように，仮説の明示は重要です．仮説検証型の研究である場合には，自分の意見・主張が正しければ研究によってどんな結果が得られるかを，仮説（作業仮説）として示しておきます．

「先行研究がない」という主張は慎重に

　ここまで，目的を 3 部構成として執筆する際のポイントを解説してきました．ここからは視点を変えて，目的における先行研究の言及について解説します．引用できる情報が必ずしも研究だけに限らないことから，本来は先行知見と表現するほうが適切です．ただし，本書の解説の中ではおおむね研究事例の引用を取り上げていることから，先行研究と表現します．

　すでに述べたように，データ発表型論文では，目的において何がわかっているか（関連研究が多いことのアピール），また何がわかっていないか（関連研究がなく，自分の研究のオリジナリティが高いことのアピール）を説明します．先行研究の効果的な引用には，それなりの熟練が必要です．そのため，論文を書き慣れていない人を対象にする論文指導では，先行研究の説明についての文書修正に相当の時間がかかります．

　修正に時間を要する代表例が，「先行研究がない」という主張に関する説明です．一般に，新規性，独創性が高い論文は高く評価されます．そのせいか，「過去に本研究と同じような研究がない」ことだけを根拠に，研究の意義を説明しようとする人がいます．しかし，先行研究がないことだけでは，厳密には研究の意義を説明できません．先行研究がない理由には，「そもそも研究をする必要性がない場合」も含まれるからです．

　身の回りにある数値情報で片っ端から相関係数を算出すれば，何の因果関係がなくとも，偶発的に高い相関係数が出ることがあります．第 4 章第 1 節では，そうした偶発的な事例として，「自宅付近のコンビニエンスストアの月間売り上げと，メジャーリーグベースボールに属する 1 つのチームの月間勝率の間に負の相関関係がみられた」という例を挙げました．両者の間には，意味ある関係を想定する理由がありません．したがって，両者の関係性を調べた先行研究は当然ありません．

　この例からわかるように，先行研究がない理由には，そもそも研究する必要がないことも考えられます．したがって，「関連する先行研究はない．そこで本研究ではこのテーマについて研究する」という説明だけでは，研究する価値のないテーマを扱っている可能性を否定できないのです．実際に審査対

象の論文でよく見かける文書例は，次のようなものです．下線部が，先行研究がないことへの言及です．その直前の文書に着目しましょう．

> **＜例1：先行研究がないことだけを説明＞**
> 　△△特性の強化に有効な方法として○○法がある．これまで○○法の有用性については，サッカー選手，野球選手，体操選手を対象に実証されてきた．<u>しかしバレーボールの選手を対象とした研究は過去にない</u>．そこで本研究では，バレーボール選手を対象に，○○トレーニングの有用性について検討する．

　例1では，なぜバレーボールの選手で効果を試す必要があるのかという説明が欠けています．このため，単に「バレーボールの選手を対象とした先行研究がない」ことしかアピールできていません．よって，ここでは，「なぜバレーボールの選手で効果を試す必要があるのか」を説明する内容を加える必要があります．「研究する必要があるにもかかわらず，それを調べた研究が過去にないから，本研究がそれを調べる」という説明をして初めて，先行研究がないことがアピールとして使えるわけです．例えば，次のような文書イメージになります．

> **＜例2：研究の意義を説明したうえで先行研究がないことを説明＞**
> 　バレーボールでは△△特性の強化が有益と考えられている．しかしそうした特性を専門的に強化するための方法は確立されていない．近年，他のスポーツ種目では△△特性の強化として，○○法が注目されている．<u>現在のところ，バレーボール選手を対象に○○法の効果を検証した研究はない</u>．そこで本研究では，バレーボール選手においても○○トレーニングが△△特性の強化方法として有益かを検証する．

　例2では，なぜバレーボールの選手で効果を試す必要があるのかについて，次のような論理で説明しています．

① そもそもバレーボール選手には△△特性の強化が有益
② △△特性の強化として有益とされる方法に，○○法がある
　（他のスポーツ選手に対する適応事例あり）
③ バレーボール選手における強化にも，○○法が利用できる可能性がある
　（④しかし，バレーボール選手で検討した先行研究はない．だから本研究で検討する）

　先行研究がないことが有益な説明となるのは，"研究する必要性があるにもかかわらず，実際にそれを行った研究がない場合"であると理解しましょう（コラム）．

コラム

新規性，独創性が高い論文ほど先行研究をよく調べている

　「常識や既成概念に縛られない，独創的な発想」というフレーズは，魅力的です．しかし，新規性，独創性が高く評価された研究が，過去の常識や既成概念に無関心かというと，多くの場合はむしろ逆です．新規性・独創性の高さが評価される論文は，その分野の先行研究を徹底的に調べており，そのうえで，自分の研究の新規性・独創性を効果的にアピールしています．その分野の常識を熟知しているからこそ，何がオリジナリティなのかを説得力をもってアピールしています．
　考えてみれば，当たり前のことです．専門領域で「従来の発想では実現できないこと」とされている重要な課題が何かを理解しているからこそ，課題克服のための新しいチャレンジが可能になります．仮に，まったくの偶然の産物として独創的な成果を見出したとします．こうした場合もやはり，本当にその成果が独創的と言えるかどうか，先行研究を徹底的に調べなくてはいけません．独創的だと公表した結果が，「そんなのとっくの昔にわかっていたことだ」と評価されてしまっては致命的です．
　新規性，独創性が高いというアピールにも，根拠が必要です．これまで何がわかっていて，何がわかっていないかという情報が，新規性，独創性の根拠になります．したがって，新規性，独創性が高いと評価される論文は，たいてい先行研究の徹底的調査という観点でも優れています．

引用文献が多すぎると感じる場合

論文を書くにあたって，事前にたくさんの先行研究を調べることはよい心がけです．しかし，それらすべてを引用文献として紹介しようとすると，引用の意図が見えにくくなり，かえって読みにくくなることもあります．審査者として論文を読んだ時，文献の引用が多すぎると感じる場合について，いくつか事例を挙げて紹介します．

単に情報の羅列になっている場合

「Aは，○○について検討した．その結果，＊＊を明らかにした．Bは，△△について検討した．その結果，＋＋がわかった．Cは……」のように，先行研究が明らかにした事実を淡々と書いている場合，引用数の多少にかかわらず，無駄な情報に感じることがあります．その引用を通して書き手が言いたいことが伝わりにくいからです．各論文の概要説明で1つのパラグラフを構成している場合は，各論文のつながりも見えにくくなるため，さらに読みにくくなります（図6-6左）．こうした印象を避けるために，第2～第3章で説明したパラグラフの概念が役に立ちます．すなわち，図6-6右のようなスタイルで先行研究を紹介します．要点は次のとおりです．

> ・先行研究を通して言いたいことを，パラグラフの冒頭で宣言する
> ・宣言した内容の根拠として先行研究を説明する
> ・パラグラフの最後に，冒頭で宣言した内容の再提示（言い換え）をする

先行研究の内容を説明する際には，その内容が本論文にとってどのような情報的価値があるのかを，事前に宣言することを心がけましょう．先行研究を説明することを主役にして文書を書くのではなく，その先行研究を根拠に自分の意見・主張を書く意識をもちましょう．

第3節 目 的

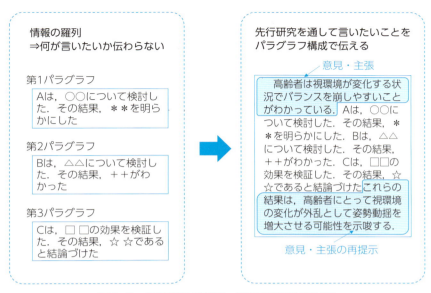

図6-6 先行研究の説明：情報の羅列を避ける

研究内容との関連性が低い文献の引用が多い場合

　目的の構成に関するポイント紹介で，"遠すぎる総論"として紹介したケースです．自分自身の研究内容と直接関係していない文献について多くのスペースを割いている場合には，読み手は研究内容を回りくどく説明されているような印象になり，読み進めるのが苦痛に感じることがあります．研究内容と関連性が高い文献かを判断するためのチェックポイントとして，次の項目が活用できます．

・本当にその先行研究を引用しないと，研究の意義（なぜその研究をするのか）の妥当性を説明できないか？
・その先行研究は，考察（研究結果の解釈）にも有用か？

　1つ目のチェックポイントは，目的における利用可能性に関するものです．

第6章 論文で伝える―データの発表

その文献を引用しなかったら論文のストーリーが変わってしまうとしたら，その文献は関連性が高いと判断できます．2つ目のチェックポイントは，考察における利用可能性に関するものです．「考察においてこの論文の引用が不可欠」と判断できる論文は，関連性が高いと判断できます．

無駄な文献の引用が多すぎると思わせないためには，パラグラフに関連しない情報を削除する勇気が必要です．情報としての関連度と，文書としてのパラグラフに対する関連度は，分けて考えなくてはいけません．たとえ自分の研究を進めるにあたって，10件の先行研究がきわめて重要であるとしても，文書の中で必要とされるかどうかは，パラグラフのトピックを何にするかによって変わります．このことを真に理解し，実際に文書に反映できるようになるまでに相当の時間がかかるというのが，大学院教育の中でいつも実感することです．

せっかく長い時間をかけて重要な論文を10件も見つけたら，それらをすべて文書の中に含めたくなるものです．文書の中でその一部しか紹介できなかったら，論文を10件も見つけた努力が無駄になるような感覚になるからです．しかしながら，読み手の立場に立つと，調べたことをすべて掲載するようなスタイルの文書は，読みにくい文書となります．もしも密接に関連する論文が100件も見つかり，それをすべて文書化した論文を見たとしたら，読み手としてのあなたはどのように思うでしょうか．場合によっては，書き手が自分の博識を自慢している文書としか感じないかもしれません（**図 6-7**）．

論文を書くにあたり，引用文献数が多ければ多いほど，たくさん調べていることをアピールできたように錯覚するかもしれません．しかし実際には，そんなことは決してありません．複数の先行研究を引用した場合，それらをどのように関連づけているかを記載する必要が出てきます．この記載がないと，単に情報の羅列になり，パラグラフの主張との関連度が不透明となる場合があるためです．引用件数が増えれば増えるほど，こうした関連づけの記載の難易度も高くなり，むしろ何をアピールしたいのかがわからない文書となる危険性があります．パラグラフの構成を意識して，引用する先行研究を厳選するように心がけましょう．

第3節 目 的

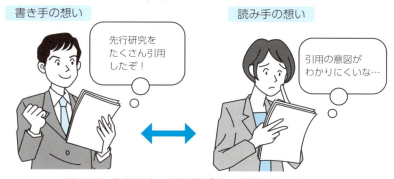

図 6-7　先行研究の引用数が多いと言われても……

引用が不足していると感じる場合

　逆に，先行研究の引用が不足していると感じることもあります．こちらもいくつか例示して解説します．

根拠として使うには情報が不足している場合

　パラグラフの1文目が「近年，○○については非常に多くの研究がある」という内容だったとします．しかし，そのパラグラフで引用された文献がたった1件だけだったら，"非常に多くの研究がある"という意見・主張の妥当性が判断できません．明らかに引用が少なすぎます．研究数の多さを主張したいのならば，一定数の論文を引用する必要があります．
　「たくさん関連文献はあるけれど，ここでは1件の先行研究だけを示したい」という場合もあります．その場合，1文目を変えずに2文目で1件の文献に導くこともできます．「近年，○○については非常に多くの研究がある．中でもAは，○○についての直接的な根拠を提示した研究として注目されている．」といった内容ならば，文献を1件だけ引用することの違和感は解消されます．または逆に，そこで紹介した1件の文献にスポットライトをあてるのが目的なら，パラグラフの書き出しを工夫します．例えば，「○○という現

193

象について，近年Aは興味深い報告をしている」といった具合です．

最近の文献の引用がない場合

　引用された文献がすべて古く，最近の動向を確認できない場合（例えば，20年前までの先行研究引用は充実しているが，それ以降の引用がない場合），最近の研究動向をフォローできていないのではないかという懸念を抱かせることがあります．審査者として論文を読んだ場合には，この点について問題がないかを確認することになります．

　最近の文献が引用されていない＝ネガティブという意味ではありません．実際に最近の研究事例がない場合には，その旨きちんと説明すれば何の問題もありません．世の中には，かつて隆盛をきわめていた研究テーマでも，最近では等閑視されているものがあります．書き手が何らかの理由でそのテーマが再注目されていることを感じて研究をしているならば，むしろ「最近関連する論文がほとんどないこと」をアピールすることが，研究の妥当性を主張することになります．何の説明もなしに古い文献のみが引用された場合，最近の研究動向を把握していない（＝引用が不足）と捉えられる場合があることを理解しましょう．

最近の文献の引用しかない場合

　最新の動向を理解しているという意味では評価すべきなのですが，最近の文献しか引用されていないと，その研究テーマがその分野でどのような位置づけにある研究なのかを把握できない場合があります．最近登場した新しいテーマなのか，それとも古くから議論されている重要なテーマなのかといったことが理解できないからです．研究の位置づけを示すのに必要な情報が提示されるかをチェックし，足りない情報を加えていきましょう（次ページコラム）．

第3節 目　的

コラム

バイブル的な文献を作らない

　学術的に文書をまとめる際には，1つの本や論文に過度に依存しないこと，すなわちバイブル的な文献を作らないことをお勧めします．時に私たちは，強く影響を受ける本や論文と出会います．そうした出会い自体は素晴らしいことです．しかし文書を書く際にそうした本や論文の存在を意識してしまうと，文書執筆にネガティブな影響を及ぼすことがあります．その本や論文の意見・主張をただ繰り返すような文書になり，独自のメッセージを発信する妨げになるからです．

　その分野の第一人者と評される人が書く本や論文には，その分野の人が知っておくべき情報がたくさん詰まっているはずです．しかし，それを知識として吸収することと，自分が発信者として情報を提示することは別です．読み手が期待するのは，書き手の意見・主張です．自分の知識と経験を通してこそ書けることは何かということに真剣に向き合い，独自の意見・主張を展開していきましょう．

　特定の本や論文に過度に依存することには，剽窃(ひょうせつ)の危険性を高めるという別の問題もあります．剽窃とは，他者の意見や表現を盗用することを意味します．書き手にその気がまったくなくとも，バイブル的な文献の意見や表現が染みついてしまい，結果的にその文献をコピー＆ペーストした内容，すなわち剽窃を疑われるような内容になる場合があります．リスク管理という観点からも，1つの本や論文を神格化して文書執筆に臨むのは避けるべきです．

第4節
方法・結果・考察

方法にも解説の意識が必要

　方法は，その内容を読んだ他者がその研究を再現できる（追試可能である）内容であることが求められます．よって方法は原則として，できるだけ正確かつ詳細な説明となります．とはいえ，自分自身が研究の最中に行った一挙手一投足をマニュアル的に書き起こすわけではありません．その研究を実施するうえで決定的な情報が何かを見定め，それを重視した説明を心がけます．

　方法の説明には，淡々と事実を説明すべき項目と，一部解説を加えるべき項目とがあります．なぜそのような方法を選択したのかについて，目的においてすでに十分な説明をしているものについては，事実を淡々と説明します．例えば本章で仮想研究事例として取り上げているVR研究の場合，なぜVRシステムを使うかについては目的で説明済みですので，システムの情報を淡々と説明します．また，専門家同士が共有している情報についても解説の必要はありません．VR研究では，各参加者は独立変数として操作する人混み密度の3条件すべてを体験します（参加者内要因）．この場合，その順序は参加者によってカウンターバランスをとります（カウンターバランスについては第4章，**図 4-6** 参照）．カウンターバランスをとる理由が順序効果を相殺するためであることは，解説がなくとも専門家は理解できます．よって，単に「カウンターバランスをとった」という事実だけを説明します．

　これに対して，先行情報だけでは判断できない設定については，その設定が妥当なものであることをアピールするために，解説が必要となることがあります．VR研究においては，人混みの条件数や密度の程度をどのように設定したかについては，目的の情報からは判断できません．その設定にどんな意図があったのかをできるだけ簡潔に説明します．また，通常のルールとは

異なる設定をあえてとった場合に，その理由を解説することもあります．例えば本来カウンターバランスをとるべきところを，あえて条件の順序を参加者間で変えずに実施することがあります．参加者には必ず最初に最も簡単な条件から始めてもらい，徐々に難易度の高い条件にトライしてもらうというような場合です．この場合，カウンターバランスをとらないほうが研究の目的に合致している理由を説明します．従属変数が複数ある場合，各従属変数が何を検討することを目的に測定されたかを解説しておくと，読み手の理解が進みます．常に読み手の理解のしやすさに意識を置いて，解説すべき項目は解説する心構えをもちましょう．

研究対象・手続き・測定内容と分析

　方法に記載が求められるのは大別して，①研究対象者の情報，②手続きの情報，③測定内容と分析方法の情報です．

　①研究対象者については，読み手が「研究の目的に合致する参加者であったか」を判断するのに必要な情報を提示するよう心がけます．年齢や性別といった一般情報を除けば，方法に記載する参加者情報は「研究内容に影響しうる情報」という観点から選別します．身長や体重の情報は，立位姿勢バランス制御の研究では有益でも，指先で反応する反応時間課題では必要性の低い情報です．どの情報が重要なのかは，先行研究を丹念に調べることで自ずと解決できます．

　参加者の受け入れ基準や除外基準がある場合には，明確に記載します．65歳以上の高齢者を対象とする研究といっても，65歳以上ならば誰でもよいわけではない場合がほとんどです．研究の目的に合致する人を受け入れ，そうでない人を参加対象から除外しないと，真に見たい現象を見出せなくなります．VR研究の場合，人混みが見えていることを前提とした実験です．このため，一定以上の視力がある人を受け入れる基準や，白内障などの疾患がある人を対象に含めない基準が必要になります．さらに，受け入れ基準・除外基準の明示は，読み手が結果の考察をする際にも有益です．全般的な認知機能が極端に低下していることや，下肢の疾患があることを除外基準としてお

けば，結果をもたらした原因としてこれらの可能性を排除して考えることができます．

　参加者が実験協力に同意したうえで主体的に参加したかどうかも，参加者のセクションで明示します．参加者がいやいや実験に参加しているのではなく，研究の意義や内容，安全やプライバシーなどの倫理的な配慮がなされていることを理解して主体的に参加していることが，倫理的な観点から重要です．参加者情報の最後にその旨を宣言します．なお筆者の専門である心理学領域では，実験対象者を"被験者（subjects）"とせず，"参加者（participants）"と呼称することが推奨されています[12]．英語圏ではsubjectsが主従関係を暗示し，主体的に参加しているニュアンスが薄れることが主たる理由です．参加者の主体的参加が研究においていかに重要な問題であるかを象徴しています．

　②手続きは，進行の様子をビデオ映像で流すようなイメージで書いていきます（図6-8）．そのためには，鮮明な視覚化を助ける記述と，手順の時系列通りの説明を心がけます．研究はどのような環境で実施したか，参加者はどのような課題に取り組んだか，またデータ測定のためにどのような方法

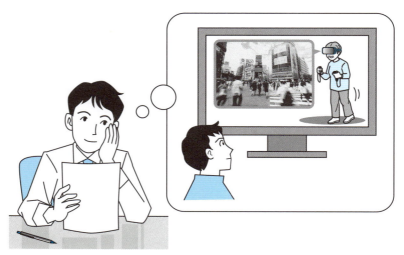

図6-8　手続きはビデオ映像を流すようなイメージで書く

第4節　方法・結果・考察

（装置）を用いたかがわかると，研究の様子を視覚化しやすくなります．まずはこれらの情報を正確に記述します．図を使って説明を補助するのも有効です．次に，どのような手順で研究が進んだのかについて，参加者が実際に体験した手順通りに説明します．こうした記載に成功すると，読み手は参加者になった感覚で手順を理解でき，鮮明なイメージを描くことができます．国際誌に英語で論文を投稿した際，査読者から"chronological order に沿って修正せよ"というリクエストが来ることがあります．これは，時系列に沿って書かれていないことが指摘されています．

③測定内容と分析方法については，仮説検証型の研究であれば，独立変数と従属変数を明確にします．そのうえで，独立変数をどのように操作したのか，また従属変数をどのように測定したのかを説明します．同一の概念を測定するといっても，測定方法や計算方法により得られる数値が変わります．結果に大きく影響する情報ですので，その詳細をわかりやすく伝える努力をします．分析については，仮説検定のために用いる検定方法を示します．例えばVR研究の場合，1要因（3水準，参加者内要因）の分散分析となります（1要因とは，独立変数が1つであるということを，3水準とは，1つの独立変数に3つのカテゴリーがあることを示しています）．分散分析の場合，3つ以上の平均値を比較しています．よって，帰無仮説が棄却されたとしても，「すべての条件に差はないとは言えない」とは言えるものの，条件間のどこに差があったのかはわかりません．このため，もし条件間のどこに差があるかを知りたければ，事後検定で見つける必要があります（詳細は，文献13を参照）．事後検定を行う場合はその方法を明記します．

結　果

結果のセクションでは，①独立変数を操作した各条件でどのようなデータが得られたか，そして②検定の結果，帰無仮説（条件間に差はない）を棄却されたかを明示します．筆者は②に関して，「帰無仮説が棄却された結果，条件間にどのような差があったと言えるのか」を，1文で簡潔に明示することを意識しています．順を追って説明します．

第 6 章 論文で伝える―データの発表

　①まずは独立変数の各条件で得られた結果を明示します．量的データを扱う検定（パラメトリック検定）では，平均値とばらつき（標準偏差，標準誤差）の情報が重要です．よってその情報を明示します．視覚的なわかりやすさという意味では，結果の図示は有効です．しかし，第三者が得られたデータを吟味する時（例えばシステマティックレビューという方法で，多くの研究成果を包括的に検証する場合）は，むしろ表で正確な数値が記載されているほうが利用しやすくなります．

　②次に検定の結果を示します．「1 要因分散分析の結果，人混み条件の主効果が有意であった」といった説明文と，検定統計量（分散分析の場合，F 値），有意確率（$p < 0.05$）を書きます．研究領域によっては，効果量の情報（第 4 章参照）を求める場合もあります．

　冒頭に示したように，筆者はこの情報に続いて，「帰無仮説が棄却された結果，条件間にどのような差があったと言えるのか」の一文を重視します．考察を読んだ際，結果のどの部分が考察に対応しているのかを理解しやすくすることが狙いです．分散分析の場合，それを知るために事後検定を行うため，その結果を淡々と記載することで対応できます．「多重比較の結果，各条件間に有意な差が見られ，人混み密度が高いほど，重心の左右方向動揺量が大きくなった」といった説明です．

　第 4 章で説明した t 検定の場合，2 つの平均値を比較していますので，帰無仮説が棄却されたということで，2 つの条件間に差があったことはすぐにわかります．しかし，2 つの条件間にどのような差があったか（A 群の平均値が高いのか，B 群の平均値が高いのか）は，結果の数値を見ないとわかりません．よって筆者は，「課題成績は A 群が B 群に比べて有意に高かった」という一文を加えます．「統計検定の結果さえ書いておけば，後は図表を見れば，いちいち説明しなくてもわかるでしょ」と言っているような印象にならないよう，淡々とした説明の中にも読み手への配慮を忘れないよう心がけましょう．

考察：仮説が支持された場合

　第3節で示したように，考察は「結果の概要」（各論），「結果の解釈」（関連研究との関係），「当該研究領域への示唆」（総論）の3部構成を意識して執筆します（図 6-5）．第1部（各論）では結果の概要を示します．自分の仮説が支持されたのかどうかの明示が，最重要事項です．仮説を支持する結果であったかどうかは，考察の展開にも影響しますので，まずは仮説を支持した結果が得られたのかを明示しましょう．たとえ仮説を支持する結果であったとしても，その結果が独立変数の操作によるものと結論づけてよいか（剰余変数の影響の可能性はないか），得られたデータを総合的に見て判断します．さまざまな可能性を検討し，確かに独立変数の操作の影響であると結論できる場合，それを宣言して第2部に移ります．

　第2部では，得られた結果をどの程度一般化できるかを議論します．本章の事例であるVR研究の場合，研究対象は高齢者です．得られた成果が，高齢者一般に当てはまる現象として捉えられるかを議論します．一般化の議論において有益なのが，関連研究との関係です．目的で引用した先行研究を中心に，今回得られた結果の意味づけを行います．もしも高齢者を対象とした類似研究で同じような結果が得られていれば，今回の結果には一般化できる側面があるという主張がしやすくなります．先行研究と食い違う結果が得られた場合，その解釈を試みます．解釈が優れていれば，先行研究との食い違いから言えることを根拠に，一般化の議論が可能です．

　第3部では，当該研究領域への示唆として，今後の研究につながるようなメッセージを発信します．VR研究の場合，検証した仮説は「人混みの密度が高いほど，歩幅の変動性と重心の左右方向動揺量が大きくなる」という内容です．これは，VRのリアリティを示す（実環境で起こることがVRでも起こる）ために必要な研究でした．しかし，この仮想研究者が最終的に示したいことは，このVRシステムを高齢者の歩行支援のために生かしたいということです．すなわち，安全なVRシステムを用いて人混み歩行に慣れる経験を提供すれば，実環境でも人混みでバランスを崩さなくなるのではないかと期待しています．第3部では，こうした展望のために今後何をすべきかを

明示します.

　なお第3部では,研究上の限界(limitation)を示すことも有用です.剰余変数としてすべての変数を一度に統制することは不可能なため,各研究で優先度の高い剰余変数を統制します(第4章参照).統制しきれなかった剰余変数の影響の可能性を,本研究の限界として示しておけば,後発の研究でその問題を排除することができます.研究の限界を明記することも,当該研究領域への意味のある示唆となります.

考察:仮説が支持されなかった場合

　仮説が支持されなかった場合,「仮説が支持されなかった」という事実からどのような意見・主張を提示するかを慎重に吟味します.論文の審査をしていると時折,予想した結果が得られなかったにもかかわらず,目的で提示した意見・主張が支持されたかのように読み取れる結論を導き出している場合があります(図6-9a).こうした場合には,結論の書き直しを査読者としてリクエストすることになります.

　また別の例として,「今回の方法には落ち度があったため,予想した結果が

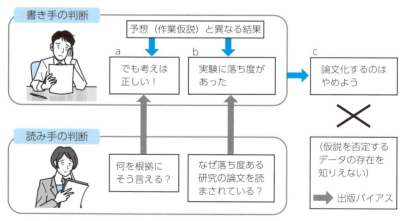

図6-9　予想(作業仮説)と異なる結果が得られた時の対応は難しい

得られなかった可能性がある」と安易に結論づけている論文もあります（**図 6-9b**）．読み手の立場からすれば，「落ち度がある検証に基づく論文をなぜ読まないといけないのか」と思ってしまいます．仮に何らかの落ち度があったとしても，「正しく遂行できたことと，落ち度があったこと」を区別して明記するようにします．こうしておくと，「正しく遂行できた条件下で得られたこと」について議論できるため，研究としてはわずかとはいえ前進したことになります．

「予想した結果が得られなかった」という事実は，本来はとても貴重な情報です．予想どおりの結果だった場合のみ論文として公表されると，対象となる理論や治療法に対して肯定的な情報ばかりが公になることになり，実態と乖離してしまうためです（出版バイアス，publication bias といいます）．予想した結果が得られなかった時の考察は，経験上とても苦労しますが，公表するのをやめようと安易に決断してはいけません（**図 6-9c**）．データを解釈する腕を磨くよい機会と捉え，真摯に対応するように心がけましょう（次ページコラム）．

第6章 論文で伝える―データの発表

コラム

有意差に振り回されない

　自分の仮説が支持されなかったという結果は,「今回得られた結果からは,帰無仮説が誤っているとは言えない」ということを示したにすぎません（第4章参照）. 大学院生の研究をサポートしていると, 帰無仮説が棄却できなかったことを, まるで「自分の考えが間違っている」と宣告されたように受け止め, その意味を深く考えようとしないケースに遭遇します. 筆者はこうした人を,「有意差に振り回されている」と形容します. 有意な差が得られたかどうかで研究態度がコロっと変わってしまう様が, この形容にマッチすると感じるからです.

　帰無仮説が棄却できなかったからといって, 自分の考えが間違っていると宣告されたわけではありません. もしかしたら本当に考えが間違っているのかもしれませんが, そうでない理由で今回の対象者（標本）に対しては, 意味のある差が得られなかっただけかもしれません. 期待した結果が得られなかった時ほど, なぜそのような結果になったかを解釈するため, データに向き合わなくてはいけません. ローデータ（平均値にする前の個々のデータ）の一つ一つに向き合えば, 平均や分散（すなわち検定で使った数値）ではわからなかった事実が見えることもあります. 当初の計画通りの分析からは見えなかったことが, 事後の徹底的な検討で見えてくることもあります. こうした吟味を真摯に行うことが, 帰無仮説が棄却できなかった原因の推定につながり, 後発の研究を意味のある成果へと導くのだと筆者は考えます.

　たとえ期待通りの結果が得られなかったとしても, どう解釈してよいかわからずに簡単に投げだしたり,「今回は測定ミスで……」と安易に結論づけたりせずに, データに真摯に向き合う姿勢が必要です. 有意差に振り回されてはいけません.

✓ データ発表型論文を書く時の Check Point

- ☐ データ発表型論文（目的・方法・結果・考察）において意見・主張を明示するためには，「なぜ研究するのか」，「誰に読んでもらうのか」，そして「予想した結果が得られたか（仮説を支持したか）」のポイントを重視する
- ☐ タイトルと要約は2度執筆するイメージで取り組む（全体を書く前の執筆と，全体を書き終えた後の執筆チェック）
- ☐ 目的を書く際，考察の内容も併せて検討できると，両者で意見・主張がずれてしまうことを防止できる
- ☐ 目的では，研究内容から遠すぎる総論的情報は含めない．また，先行研究において「何がわかって，何がわかっていないか」を明示する
- ☐ 仮説がある場合には，目的で明示する
- ☐ 「先行研究がない」だけでは研究の理由にならないこともある点に注意（必要ない研究である可能性があるから）
- ☐ 方法の説明では，淡々と事実を説明すべき項目（目的の文書から既知の情報など）と，一部解説を加えるべき項目（なぜそのような設定にしたかが不明な情報など）がある
- ☐ 方法に記載する手続きは，進行の様子をビデオ映像で流すようなイメージで書く．そのためには，鮮明な視覚化を助ける記述と，手順の時系列通りの説明を心がける
- ☐ 結果の説明では，①独立変数を操作した各条件でどのようなデータが得られたか，そして②検定の結果，帰無仮説（条件間に差はない）を棄却されたかを明示する
- ☐ 仮説を支持する結果が得られた場合，得られた結果の一般化を行う
- ☐ 仮説を支持しない結果が得られた場合，それが意味することを慎重に吟味して，その結果に基づく意見・主張を明示する．安易にデータの不備と片づけず，ローデータを見るなどして実態の解明に努力する

第6章　論文で伝える―データの発表

理解を深めるための参考文献

1) ネル・L. ケネディ：アクセプトされる英語医学論文を書こう！―ワークショップ方式による英語の弱点克服法．メジカルビュー社，2001
   データ発表型論文の執筆に必要な情報が網羅的に記載されています．訳本ですが読みやすく，内容がスムーズに頭に入ってきます．
2) 板口典弘，他：ステップアップ心理学シリーズ　心理学レポート・論文の書き方　演習課題から卒論まで．講談社，2017
   大学生の卒論で初めてデータ発表型論文を書く時に必要な情報をわかりやすく解説しています．心理学系の話題が中心ですが，医学系・臨床研究にも十分役立つ知識があります．パラグラフ・ライティングの簡単な解説もあります．

文献

1) 佐藤　望：第6章研究成果の発表．佐藤　望（編著），湯川　武，他（著）：アカデミック・スキルズ〔第2版〕―大学生のための知的技法入門．慶應義塾大学出版会，2012，pp117-135
2) ネル・L. ケネディ：アクセプトされる英語医学論文を書こう！―ワークショップ方式による英語の弱点克服法．メジカルビュー社，2001
3) Poincaré JH：La Science et l'hypothèsé. 1902：Science and Hypothesis. Dover Publication Inc, 1952, p141（A republication of the first English translation published in 1905 by the Walter Scott Publishing Co, Ltd）.
4) Hase K, et al.：Turning strategies during human walking. *J Neurophysiol*. **81**：2914-2922 1999
5) Hess F, et al.：Obstacle avoidance during human walking：H-reflex modulation during motor learning. *Exp Brain Res*. **151**：82-89, 2003
6) Bloem BR, et al.："Stops walking when talking" does not predict falls in Parkinson's disease. *Ann Neurol*. **48**：268, 2000
7) Lundin-Olsson L, et al.："Stops walking when talking" as a predictor of falls in elderly people. *Lancet*. **349**：617, 1997
8) Chen IH, et al.：Turning-based treadmill training improves turning performance and gait symmetry after stroke. *Neurorehabil Neural Repair*. **28**：45-55, 2014
9) Bakker M, et al.：Motor imagery of gait：a quantitative approach. *Exp Brain Res*. **179**：497-504, 2007
10) Almeida QJ, et al.：Freezing of gait in Parkinson's disease：a perceptual cause for a motor impairment? *J Neurol Neurosurg Psychiatry*. **81**：513-518,

2010
11) Bent LR, et al.：When is vestibular information important during walking? *J Neurophysiol.* **92**：1269-1275, 2004
12) 日本心理学会：公益社団法人日本心理学会倫理規程．2011, https://psych.or.jp/wp-content/uploads/2017/09/rinri_kitei.pdf（2018年6月10日閲覧）
13) 山内光哉：心理・教育のための統計法〔第3版〕．サイエンス社，2009

おわりに

　本書の執筆中，ずっと自分に投げかけていた問いがあります．「改めて大学教員としての仕事を振り返った時，自分は大学院生に何を提供してきたのか」という問いです．大学院は研究の機会を提供する場です．しかしだからといって，問いに対する答えが「研究の機会」なのかというと，それはしっくりきません．研究のための道具を揃え，データを測定し，分析し，論文を書けば，一通りの研究経験をすませたことになります．しかし，こうした研究手続き上の行為を並べても，大学院の現場のリアリティを完全に表現できてはいません．むしろ，こうした行為を通して提供していること，すなわち，"研究で学べること"の提供こそが，問いの答えであるはずです．

　最終的にたどり着いた答えが，「知的成長の場」です．そして，知的成長の証として，自分は大学院生の「想いを伝える技術」の向上を常に評価しているのだという結論に達しました．データの測定1つをとっても，ただ測定すればよいというものではありません．「なぜそのデータを測定する必要があるのか」「どうしてその測定方法でなくてはならないのか」といった議論に対応する必要があります．慣れないうちは，こうした対応はとても困難です．しかし，この困難に向き合い解決することが知的成長の大きなチャンスであり，教員と大学院生が二人三脚で困難に立ち向かっていくというのが，大学院の現場のリアリティです．「想いを伝える技術」の向上は，知的成長の結果として表れます．教員には，想いを伝える技術の萌芽を見逃さず，大切に育てることが求められているのではないかと思っています．研究の知識を紹介する本書において，副題を「想いを伝える技術」としたことには，このよう

な背景がありました．

　本書を企画してから脱稿するまで，実に3年もの月日が流れました．問いに対する自分なりの答えにたどり着くまで，そしてそれを適切に表現するための言葉や素材を見つけるのに，長い時間がかかりました．出版の機会を下さり，これだけ長い時間がかかったにもかかわらず温かく見守ってくださった，三輪書店の皆様に心より感謝申し上げます．

　本書の内容は，2018年度樋口研究室に在籍した大学院生ならびにOBスタッフに最終チェックを依頼しました．室井大佑氏，日吉亮太氏，渡邉諒氏，近藤夕騎氏，後藤拓也氏，井上隼氏，梅森拓磨氏，袴田友樹氏です．ここに記して謝意を表します．

　最後に，たくさんの選択肢の中で私の研究室を選んでくれた，歴代の大学院生スタッフに感謝します．皆さんとの交流がなければ，この本の出版はありませんでした．皆さんとの交流がなければ，私の知的成長の機会はもっと限られたものだったでしょう．皆さんの生涯にわたる知的成長が，私の喜びです．

2019年2月吉日
樋口貴広

索引

欧文索引

T

thesis statement　33, 36, 48, 53, 63, 135

t 検定　118, 124, 200

和文索引

あ

アニメーション　149

い

意見・主張　iv, 3, 60, 79
因果関係　94, 96, 116, 126, 169, 187

え

エッセイ　34, 50, 60, 70

か

改行　38
カウンターバランス　105, 196
科学的根拠　94
仮説　116, 172, 186, 201
仮説検証型のデザイン　99
仮説生成型（探索型）のデザイン　100
学会発表　6, 13, 139, 153
簡潔な表現　89

き

疑似相関　98
帰無仮説　102, 117, 118, 120, 126, 169, 199, 204

け

結論　15, 33, 52, 62, 134, 138, 176
結論先行型　28, 31, 132
結論文　28
研究的思考法　iii, 3
研究法　4, 94
検定　114, 117

こ

効果量　121
考察　183, 191, 201
交絡　101
コーチング　152
根拠　iv, 4, 60, 76, 79

さ

参加者間要因　106, 108, 119
参加者内要因　106, 196

し

支持文　28
システマティックレビュー　200
実験法　95
質的データ　122, 123
従属変数　9, 99, 122, 123, 169, 199
主題文　27, 44

出版バイアス　*203*
順序効果　*103, 127*
剰余変数　*101, 201*
シングルケース研究　*127*

数値データ　*6*
スキミング　*55*
スキャニング　*55*
スピーチ　*20, 148, 153, 159*
スライド　*132*

正規分布　*124*
先行研究　*85, 146, 167, 176, 179, 185, 187, 189, 201*
専門用語　*55, 83, 179*

相関関係　*96*
相関係数　*187*

大学院　v, *2, 24, 177, 204*
大学院教育　vi, *73, 143, 173, 192*
大学院生　*84, 112*
タイトル　*167, 176, 177*

て

天井効果　*108*

統計　*114*
統計的仮説検定　*101, 115*
統制　*101, 104, 110, 112, 202*
導入　*33, 52, 62, 134, 135*
独立変数　*9, 99, 103, 109, 117, 119, 169, 199, 201*

トピック　*26*
トピックセンテンス　*138*

ノンパラメトリック検定　*123, 124*

ハイライト　*43, 44*
背理法　*101, 116, 118*
話し言葉　*155*
パラグラフ　*18, 20, 24, 37, 132*
パラグラフ・ライティング　*24, 49, 60*
パラグラフ・リーディング　*48, 50*
パラメトリック検定　*122, 200*

表現用語　*86*
剽窃　*195*

プレゼンテーション　*20, 45, 132*

平均　*118*
平均値の差の検定　*114, 121, 122*
ベースライン　*109, 127*

方法　*196*
母集団　*115, 116*
本文　*33, 52, 62, 134*

目的　*183*
目的・方法・結果・考察　*15, 20, 166, 167, 176, 181*

索 引

床効果　*108*

要約　*13, 167, 176, 177*

量的データ　*122, 123*

わ

話題提示型　*29, 31, 132*

著者略歴

樋口　貴広（ひぐち　たかひろ）

1973 年	長崎県に生まれる
1996 年	東北大学文学部卒業
1998 年	東北大学文学研究科博士前期課程修了　修士（文学）
2001 年	東北大学文学研究科博士後期課程修了　博士（文学）
2001 年	東北大学文学研究科　講師（研究機関研究員）
2002 年	横浜国立大学エコテクノロジー・システム・ラボラトリー　講師（研究機関研究員）
2003 年	日本学術振興会特別研究員
2004 年	University of Waterloo（Canada）客員研究員
2006 年	首都大学東京人間健康科学研究科　助教
2008 年	首都大学東京人間健康科学研究科　准教授
2015 年	首都大学東京人間健康科学研究科　教授

代表著書

1. 樋口貴広，他：身体運動学―知覚・認知からのメッセージ．三輪書店，2008
2. 樋口貴広：運動支援の心理学―知覚・認知を活かす．三輪書店，2013
3. 樋口貴広，他：姿勢と歩行―協調からひも解く．三輪書店，2015
4. 樋口貴広，他（編）：知覚に根ざしたリハビリテーション―実践と理論．シービーアール，2017

研究的思考法―想いを伝える技術

発　　　行	2019 年 2 月 22 日　第 1 版第 1 刷
	2021 年 5 月 10 日　第 1 版第 2 刷Ⓒ
著　　　者	樋口貴広（ひぐちたかひろ）
発 行 者	青山　智
発 行 所	株式会社 三輪書店
	〒 113-0033　東京都文京区本郷 6-17-9　本郷綱ビル
	TEL 03-3816-7796　FAX 03-3816-7756
	http://www.miwapubl.com
制作協力	編集工房まる 株式会社
装　　　丁	bookwall（築地亜希乃）
印 刷 所	三報社印刷株式会社

本書の内容の無断複写・複製・転載は，著作権・出版権の侵害となることがありますのでご注意ください．

ISBN 978-4-89590-651-7 C 3047

JCOPY ＜出版者著作権管理機構 委託出版物＞

本書の無断複製は著作権法上での例外を除き禁じられています．複製される場合は，そのつど事前に，出版者著作権管理機構（電話 03-5244-5088, FAX 03-5244-5089, e-mail: info@jcopy.or.jp）の許諾を得てください．

■ 安定した動作に必要不可欠な"協調"とは何か？

姿勢と歩行 協調からひも解く

著　樋口 貴広・建内 宏重

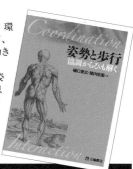

　姿勢と歩行の制御を理解するうえで、「身体内部の協調」と「中枢・環境の協調」は重要なキーワードとなる。動作とは、筋骨格系の各器官、中枢神経系、および環境の循環的な協調作用により身体に効率的な動きを作り出すことで可能となる。

　本書では、専門性の違う二人の著者がそれぞれの研究を活かし、姿勢と歩行の制御からその障害までを解説した。臨床家にとって有益と思われる個所には「クリニカルヒント」を設け、現場で役立つよう工夫がされている。基礎的な研究知見の中には、臨床を大きく変化させる新たなヒントが隠れている。

　臨床家ならびに研究者、ヒトの動きの巧みさに魅せられた全ての人々にとって発想の源となる希有な一冊である。

■主な内容■

第1部　身体内部の協調
第1章　姿勢制御
- 第1節　ヒトの姿勢の力学的平衡
  - ◆ 上半身と下半身との協調関係
  - ◆ 身体重心制御の優位性
  - ◆ 姿勢の分類について
- 第2節　身体各部位のアライメントの協調関係
  - ◆ 頭部・脊柱・骨盤アライメントの協調関係
  - ◆ 下肢アライメントの協調関係
  - ◆ 内在する姿勢の偏りとねじれ
- 第3節　安定化機構の協調関係
  - ◆ 脊柱における安定化機構
  - ◆ 足部における安定化機構
  - ◆ 腸脛靱帯という組織
- 第4節　運動連鎖と姿勢制御
  - ◆ 荷重下での運動連鎖
  - ◆ 運動連鎖と姿勢制御の協調関係

第2章　歩行制御
- 第1節　受動的制御と能動的制御
  - ◆ ヒトの歩行制御について
  - ◆ 受動的弾性による歩行制御
- 第2節　筋の機能的協調関係
  - ◆ ダイナミックカップリング
  - ◆ 大腿直筋の機能的作用
  - ◆ 筋の機能的なつながりの強さ
- 第3節　身体各部位の協調関係
  - ◆ 下肢における協調関係
  - ◆ 骨盤と胸郭間の協調関係
  - ◆ 歩行制御における上肢の役割

第2部　中枢・身体・環境の協調
第3章　理論的枠組み
- 第1節　3つの視点
  - ◆ 一貫した動作結果を生み出す柔軟な動き
  - ◆ 協調がもたらす現象
  - ◆ 認知的側面
- 第2節　協調の背景
  - ◆ 運動の自由度
  - ◆ 環境との協調

第4章　姿勢制御
- 第1節　姿勢の知覚制御
  - ◆ 3つの感覚情報に基づく姿勢制御
  - ◆ 視覚と姿勢制御
  - ◆ 体性感覚と姿勢制御
  - ◆ 前庭感覚と姿勢制御
- 第2節　姿勢の認知制御
  - ◆ 注意と姿勢制御
  - ◆ 随意活動，主観的経験と姿勢制御

第5章　歩行制御
- 第1節　歩行の予期的調整
  - ◆ 視覚に基づく予期的調整
  - ◆ 障害物の回避
- 第2節　歩行の調整―その他の特性
  - ◆ 前庭感覚と歩行制御
  - ◆ 注意と歩行

● 定価 3,520円（本体 3,200円+税10%）　A5　320頁　2015年　ISBN 978-4-89590-517-6

お求めの三輪書店の出版物が小売店にない場合は、その書店にご注文ください。お急ぎの場合は直接小社まで。

三輪書店　〒113-0033　東京都文京区本郷6-17-9 本郷綱ビル
編集☎03-3816-7796　FAX 03-3816-7756　販売☎03-6801-8357　FAX 03-6801-8352
ホームページ：https://www.miwapubl.com